远离抑郁症的1000个笑话

美好生活，从笑话开始；缓解压力，从心灵开始；

远离抑郁，从本书开始！

远离抑郁，我们可以用笑话来尝试，这就是我们提倡的"笑疗"！

当我们笑起来的时候，抑郁也就离我们远了！

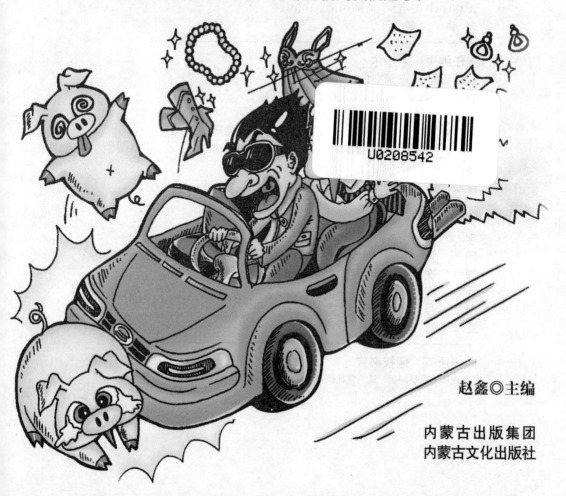

赵鑫◎主编

内蒙古出版集团

内蒙古文化出版社

图书在版编目（CIP）数据

远离抑郁症的 1000 个笑话 / 赵鑫主编 . — 呼伦贝尔：
内蒙古文化出版社，2009.04
ISBN 978-7-80675-695-9

Ⅰ.①远… Ⅱ.①赵… Ⅲ.①抑郁症—心理疗法—通
俗读物 ②笑话—作品集—世界 Ⅳ.① R749.4-49 ② I17

中国版本图书馆 CIP 数据核字（2009）第 050037 号

远离抑郁症的1000个笑话
YUANLI YIYUZHENG DE 1000 GE XIAOHUA
赵 鑫 主编

责任编辑　毛乐尔
封面设计　点滴空间

出版发行　内蒙古文化出版社
地　　址　呼伦贝尔市海拉尔区河东新春街4－3号
直销热线　0470－8241422　　邮编　021008

排版制作　鸿儒文轩
印刷装订　三河市华东印刷有限公司
开　　本　710×1000毫米　1/16
字　　数　250千
印　　张　20
版　　次　2009年5月第1版
印　　次　2024年1月第3次印刷
书　　号　ISBN 978-7-80675-695-9
定　　价　65.00元

前　言

　　提起抑郁，很多人首先想到的就是心情烦躁，坐立不安，睡不着，吃不下，没法正常工作。面对抑郁症，相当一部分人不当回事儿，认为"不就是想不开吗"、"不就是小心眼吗"，周围人劝劝、忍忍也就过去了；还有一些人不分轻重缓急，一律把它当成大事，甚至认为抑郁症等同于精神分裂症，是件很羞耻的事……

　　抑郁症不是"闹情绪"、"思想有问题"，也不是"人格软弱"，而是一种有着明确生物学基础的、以持久情绪低落为主要特征的精神疾病。其实，抑郁症的产生和一个人的心情好坏有着直接的关系。调查表明，80%的抑郁症患者都是由于生活压力过大，心情之弦紧绷，长时间无法得到释放所致。因此，治疗抑郁症的最佳办法是找到一个释放压力之处，来为他们提供一个缓和心情之弦的方法，而看、听笑话则是其中之一。

　　笑话之所以好笑，是因为短小精悍的文字里面蕴含着背离生活的可笑元素。当一个正常人看到某些可笑元素时，全身的肌肉会呈现放松的趋势，从而让全身的神经得到放松，进而出现心情愉悦，头脑兴奋，达到释放压力的最佳效果。

　　传说，在清朝有位县太爷，因患心病整天愁眉苦脸，郁郁寡欢，食不甘味，睡眠也不安稳。日子长了，只见他日渐憔悴。家人到处求医，疗效甚微。

　　有一天，当地一位医术高明的老郎中得知此事，便上门诊病。在为县太爷把脉之后，一本正经地说："你乃是得了月经不调之症。"这县太爷听了立即笑得前仰后合，说："此言谬也。"便把郎中逐出。

　　后来，这县太爷逢人便讲此事，每次都笑声不止。谁知没多久，他的病竟好了。这使他恍然大悟，这是郎中的绝妙之处。其实，这就是"笑疗"治愈了县太爷的抑郁症。

无独有偶，晚清女强人慈禧也是个轻度抑郁症患者。面对内忧外患，作为太上皇的慈禧所面临的压力实在太大了，每天不仅要面对大臣们没完没了的参议，还要处理宫廷内外的杂事，整个人就像一个机器在运转。为了缓解慈禧的压力，哄慈禧开心，当红太监李莲英不失时机地为慈禧准备了个会讲笑话的小班子，每天定时给慈禧讲笑话。"笑疗"让慈禧的烦恼得到最大限度地解除，对慈禧的执政起到了很好的辅助作用。

　　笑话，一笑而过，我们不必过多地思考其中蕴含的深意，只要能缓和我们的神经，愉悦我们的心情，这就是笑话的最佳效果。

　　经常看笑话好处多多：可以治疗抑郁症、可以长寿、可以使你永远充满热情等等，您会慢慢的发觉生活原来是如此的美好。

　　治疗抑郁症，我们可以用笑话来尝试，这就是我们提倡的"笑疗"！当我们笑起来的时候，抑郁症也就离我们远了！

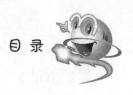

目 录

TOP 1 小鬼无忌乐开怀 ·················· (1)

父子俩在林荫道上散步。突然,看到一条大黑狗对着他们狂吠。儿子害怕极了,躲在爸爸身后。

爸爸说:"别怕,孩子。你知道'吠狗不咬人'这条谚语吗?"

"我知道,爸爸。可是那条狗知道这条谚语吗?"

TOP 2 动物乐园嘻哈笑 ·················· (33)

狗对熊说:"嫁给我吧,嫁给我你会幸福。"

熊说:"才不嫁呢,嫁给你只会生狗熊,我要嫁给猫,生熊猫那才尊贵呢!"

TOP 3 医疗笑话乐颠颠 ·················· (63)

躺在手术台上的患者,看到手术前的各种准备,心里觉得非常不安,就说,"大夫,对不起,这是我初次动手术,所以非常紧张。"

大夫拍拍他的肩膀,安慰道:"我也是一样。"

TOP 4 交通幽默笑掉牙 ·················· (93)

交通警察看到一个司机在大街上吃力的推着汽车,就走过去问:"先生,是不是出了什么故障或者是没汽油了?"

"哦,不是这样的,只是因为刚才我发现忘记带驾驶执照了。"

TOP 5 生意场上开心笑 ·················· (127)

一个报童在大街上高声叫卖:"骇人听闻的诈骗案,受害者多达82人!"

某行人连忙上前买一份。可是,他把整个报纸翻个遍,也不见那个诈骗案,正在迷惑不解时,只听见报童又吆喝起来:"骇人听闻的诈骗案,上当者已达83人!"

TOP 6　兵营生活添搞笑 ·· (151)

伍班副为讨好高连长，从乡下拿来青玉米送给他。

第二天训练前伍班副去见高连长，正好他在啃煮熟的玉米，见伍班副来了，就客气地说："你每天很辛苦，还让你破费了。"

伍班副说："这不算什么，在乡下这些玉米都是喂猪的。"

TOP 7　快乐家庭乐融融 ·· (179)

"妈妈，你为什么要煮爸爸的筷子和碗呢？"

"因为爸爸上班的地方发生了传染病，爸爸被传染了，所以爸爸嘴巴碰过的东西都要煮一煮，这样叫做消毒，你懂不懂？"

"哦！这么回事。可是，妈妈，你为什么不煮一煮隔壁的阿姨呢？"

TOP 8　古代笑话风趣多 ·· (213)

一举子往京赴试，仆挑行李随后。行到旷野，忽狂风大作，将举子头巾吹下。仆大叫曰："落地了！"主人心下不悦，嘱曰："今后莫说落地，只说及第。"仆领之；将行李拴好，曰："如今怎你走上天去，再也不会及第了。"

TOP 9　愚人整蛊哈哈笑 ·· (231)

乡党委书记到中学检查体育运动情况，正好看到一个学生在体育老师的指导下练习百米短跑。书记上前关心地问："有进步吗？"老师说："已经突破十二秒了。"书记："不能满足哇！努一把力，争取达到十三秒！"

TOP 10　爆酷网文笑嘻嘻 ·· (277)

师徒四人正在赶路，忽然间黄沙漫天，许多妖怪从天降。

三个徒弟见状大惊，忙跃到唐僧跟前作势御敌，却见众妖怪上前捉了猪八戒，转身就跑。

悟空猝不及防，回过神来，众妖怪已去得远了。

八戒大惊，叫道："你们抓错了，下边那个白白嫩嫩的才是唐僧！为何抓我老猪啊？"

妖怪头子身在半空，回头答道："娘的，猪肉价格猛涨，三年不知肉味了。传说唐僧肉能长生不老，却不知真假，眼前吃顿猪肉倒是要紧！"

TOP 1

小鬼无忌乐开怀

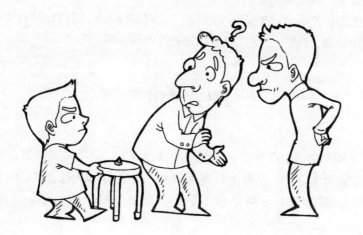

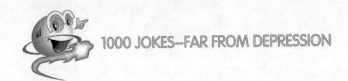

小乌龟

有一天小明哭着对妈妈说："妈妈，我的小乌龟死了。"

妈妈说："明明不要哭，妈妈带你去买你最喜欢吃的冰淇凌，再带你去买你最喜欢的玩具狗，再给小乌龟举行一个小小的葬礼。"

小明转悲为喜说："谢谢妈妈。"

在这时妈妈看见小乌龟动了一下说："明明，你的小乌龟没死啊！"

小明却哭着说："妈妈，我可以把它杀了吗？"

吠狗不咬人

父子俩在林荫道上散步。突然，看到一条大黑狗对着他们狂吠。儿子害怕极了，躲在爸爸身后。

爸爸说："别怕，孩子。你知道'吠狗不咬人'这条谚语吗？"

"我知道，爸爸。可是那条狗知道这条谚语吗？"

最佳"动物"

父亲和两个孩子在看电视里的"动物世界"，突然来了灵感，就问孩子："我来考考你们：世界上许多动物中，哪些动物既能给你们肉吃，又能给你们皮鞋穿的？"两个孩子想了一会，立刻一起答道："那是爸爸！"

有人打爸爸

一个小男孩跑进警察局，对值班警察说："快点，警察先生，大街上有人打我爸爸！"

警察马上跟男孩跑了出去，果然有两个男人在撕打。

"哪个是你爸爸？"警察问。

"我也不知道，他们正是为这事打起来的。"

好孩子

小罗伯特向妈妈要了两块钱。

妈妈问："昨天给你的钱干什么了？"

"我给了一个可怜的老奶奶！"他回答说。

"你真是个好孩子！"妈妈骄傲地说，"再给你两块钱，可你为什么对那位老太太那么感兴趣呢？"

"她是个卖糖果的。"

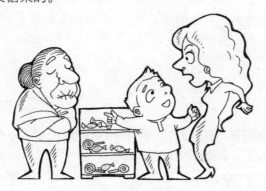

两封信

有一天，小明的爸爸给小明两封信，再给小明一点钱，叫小明买两张邮票寄出去。 过了十分钟，小明回来了。

小明说："爸爸我把两封信寄出去了，而且只花了一半的钱！"

爸爸很惊讶的问小明："你如何用一半的钱把两封信寄出去的？"

小明很得意的说："我把一封信放在另一封信里面，这样只需要一张邮票又可以省下一半的钱……"

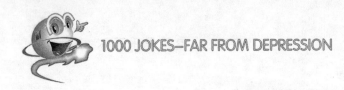

远离抑郁症 de 1000 个笑话

轮到你吹口哨了

尼克和他爸爸一起去探望祖母。 火车上，尼克不时把脑袋伸出窗外。爸爸说："尼克，安静些！ 别把脑袋伸出窗外！"但尼克仍然把脑袋伸出去。

于是，爸爸很快地拿掉了尼克的帽子，把它藏在身后，说："看，帽子被风吹掉了。"尼克害怕了。 他哭了，想找回帽子。

爸爸说："嗨，吹声口哨，你的帽子或许就会回来的。"尼克凑到车窗口，吹起了口哨。 他爸爸很快地把帽子放在尼克的头上。 "哦，真是奇迹！"尼克笑了。 他很高兴，飞快地拿掉了爸爸的帽子丢出窗外。

"现在，该轮到你吹口哨了，爸爸！"他快活地说。

偶　像

小明总是睡懒觉，有一天，小明妈妈批评他说："你看隔壁小华每天天还没亮就起床了，你就不能早起一点？"

小明理直气壮地回答："妈妈！ 我跟他不一样，人家小华崇拜的偶像是黎明！ 我的偶像是作家卧龙生。"

神农氏临死前

有天老师问大家："谁知道神农氏有什么功绩吗？"

班长马上举了手："老师我知道，是尝百草。"

老师很满意的说："嗯，不错，果然是班长，知识面广。"

之后小明不服气地举手了，问道："老师，你知道神农氏死掉之前所说话的吗？"

老师说："嗯，老师不知道！"

小明说："老师，我来告诉你吧！ 那就是……靠！ 这根有毒。"

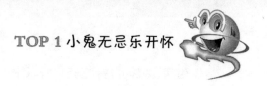

扔 石 头

妈妈：真是可耻！怎么可以打自己的亲弟弟！？
孩子：是他先朝我扔石块的。
妈妈：闭嘴！如果他朝你扔石块，你也该先来找我！
孩子：那有什么用？你又没有我准。

生命的价值

作文课上，老师出的题目是《生命的价值》。
一位家里卖海鲜的学生写道："活鱼每斤 80 元，死鱼每斤 20 元；活虾每斤 100 元，死虾每斤 30 元；活蟹每斤 40 元，死蟹只能丢进垃圾桶。因此，生命是很宝贵的，我们一定要珍惜。"

亲嘴是不卫生的

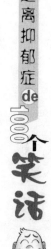

带五岁的小侄子去了趟公园，碰见好几对热恋中人，小侄子好奇得不得了，提出了若干问题，现摘录如下：
问：那个阿姨为什么坐在叔叔腿上？
答：因为阿姨讲究卫生，那凳子又不干净，阿姨怕把裤子弄脏，只好坐在叔叔腿上了。
问：叔叔为什么亲那个阿姨？
答：叔叔说自己每天都刷两次牙，阿姨仔细闻闻，检查叔叔有没有撒谎。
问：那个叔叔干嘛抱着阿姨走呀？
答：阿姨穿那么高的高跟鞋，肯定把脚扭了，穿高跟鞋多危险呀！
问：那个阿姨怎么拧叔叔的腿啊？
答：那个阿姨是医生，他在给叔叔检查身体呢！
问：我可以给我们班的小朋友检查卫生、检查身体吗？
答：不可以！每个人身上都有很多细菌，离得近了就会传染，就会生病，就得打针吃药，所以跟别人一定要保持距离！

问：那叔叔阿姨为什么可以？

答：因为他们正在谈恋爱。谈好了就可以结婚，结了婚就是一家人，一家人互相习惯了就不会传染了。但不应该在公共场所这样，不礼貌！

问：谈恋爱是干什么用的？

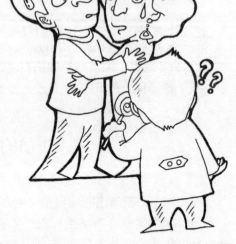

答：结婚以前互相了解一下对方是不是臭脚、睡觉打不打呼噜、挣的钱够不够买房子、吃麦当劳、会不会照顾孩子等等。

问：为什么要结婚了才能有孩子？

答：因为养孩子费钱又费力，一个人忙不过来，所以需要两个人分工合作。

问：我们班有两个小朋友还亲嘴了呢，他们是在谈恋爱吗？

答：（汗）胡说！看电影要买门票，找工作要有学历，谈恋爱也得有资格呀，你们班小朋友会自己做饭吗？能挣钱给自己买房子吗？啥都不会就会亲个嘴怎么能叫谈恋爱呢？那叫不讲卫生！

换 牙

有个小孩子，开始换牙了，妈妈带她拔完牙就上班去了，有人问小孩："牙还疼不疼？"

小女孩回答说："啊呀，牙齿被留在医院里了，我不知道它疼不疼啊！"

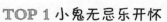

母鸡开花

周末，妹妹和妈妈去动物园参观。

当路过百鸟园看见一只孔雀开屏时，她突然高兴地大叫起来："妈妈，快来看呀！ 动物园里有一只母鸡正在开花。"

为什么没有带我一起去

父亲回忆他的童年时代："那时候真好，在野外捕蝉，到溪中捞虾子，整天睡在草地上，无忧无虑真好！"

孩子睁大眼睛，听得入神，忽然哇地一声哭了出来。

"怎么啦？"父亲惊讶地问。

"我不要啦！ 你为什么没有带我一起去！ 哇……"说着孩子又继续哭下去。

滥用词语

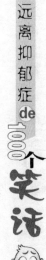

儿子喜欢滥用词语，为此爸爸没有少批评过他。 有次，他给爸爸写了封信：

我最亲密无间的爸爸，您好！ 近来身体是否健壮如牛？工作是否蒸蒸日上？现在我正在奋不顾身、要猴玩命地学习。老师表扬了我的丰功伟绩，我听了之后沾沾自喜。您批评我爱滥用词语，我一定前功尽弃，卷土重来。祝爸爸万古长存！

您的首屈一指的小儿子，宝宝。

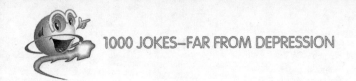
远离抑郁症de1000个笑话

不是我的错

小明哭着跑来告诉妈妈，自己被爸爸打了。

妈妈问："他为什么要打你啊？"

小明呜咽着说："今天客人来家里玩的时候，哥哥放了一颗图钉在客人的椅子上，被我看到了。"

"那也不是你的错啊，你后来是怎么做的呢？"

"我怕客人坐到图钉，就趁着客人还没有坐下来的时候，悄悄从后面把凳子拉开了。"

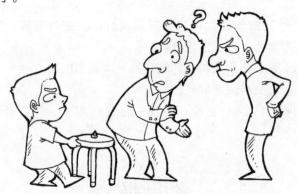

世界上就有两个国家

小毛上幼儿园了，有一天，老师问：谁知道世界上有多少个国家啊？

小毛说：我知道！

老师说：那你说说都有哪些国家。

小毛说：有两个国家，就是中国和外国！

更年期哪天结束

有一天，小明妈妈的一位同事来到小明家。她以前听小明的妈妈说过小明的事，知道小明"不听话"，是个"魔王"。她见小明在家，就

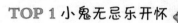

和小明聊了起来。

"我妈妈对别人客客气气，对我总是发脾气。每天见妈妈下班回来，脸总是拉得老长，我便跑回自己的房间了。"

小明妈妈的同事对小明说："你妈也不容易，她在单位是领导，操心的事不少，回家又要操持家务。爱发脾气可能是到了更年期。"

"更年期？"没等她说完，小明就迫不及待地接过话来，"自从我上学，我妈对我脾气就这么坏，更年期怎么这么长？你给我来个倒计时，更年期哪天结束，我好有个盼头。"

嫁给我爸爸

有一小女孩今年 5 岁多，她生长在北京，每年放假总要回乡下的外婆家里。正巧这年她回外婆住的时候，外婆的村里有一个女孩要出嫁，外婆带着她去吃喜饭。

饭桌上人们都纷纷议论这个女孩子真是好命，嫁到了首都北京。这时小女孩问外婆："姥姥，她也嫁到北京了？"

外婆说："是呀，这个阿姨也是像你妈妈一样嫁到北京了！"

小女孩突然急着说："啊？她不是嫁给我爸爸吧？"

天才儿童

又一次班主任想让孩子们知道烟酒对身体的危害，于是，老师就抓来了许多的大青虫。

老师把青虫分别装在两个很大的敞口瓶里，老师在一只瓶子里面倒了白酒，所有的大青虫就都一命呜呼了。老师又往另外一只瓶子里面扔了许多点燃的香烟，大青虫自然也都死光光了。

这时候老师问了："同学们，现在谁能告诉我，抽烟喝酒的好处或者是危害性？"

一个孩子马上站起来说："老师，抽烟喝酒不会让我们的肚子里长虫子！"

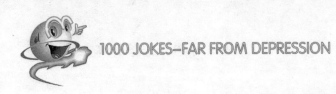
远离抑郁症de1000个笑话

爸爸不在家

　　一个小偷来到一个居民区，他看到一个小孩坐在门口，脖子上还挂着一串钥匙。

　　于是他走上前说："小朋友，你爸爸在家吗？"

　　小男孩说："没有啊！"

　　小偷又说："我是查电表的，可以让我进去吗？"

　　"当然可以。"小孩说。

　　小孩帮小偷打开了门，小偷刚把脑袋伸进去，接着撒开腿就跑了。

　　小男孩追着他喊："我爸爸真的没在家，他们是我的二叔、三叔、四叔、五叔、六叔……"

爸妈结婚为什么不带我

　　星期天，爸爸和妈妈带小佳一去公园玩，公园里有一对照结婚照的叔叔阿姨，他们穿的衣服可漂亮了，吸引了小佳一的注意，她认真地问妈妈："妈，你结婚也穿纱裙，照相片吗？"

　　妈妈说："是呀。"

　　小佳一立刻生气的说："为什么不带我，肯定又是把我送姥姥家去了！"

下车还要换回来

　　小明坐公交车去上学，早上 7 点多的时候，车上人很多，小明暗自庆幸坐到座位了。 这时，一个小女孩拿着一苹果对坐着的小明说："我用苹果换你的座位。"

　　小明是个馋鬼，看到小女孩手中的红通通的苹果口水都流出来了，他马上接过小女孩手中的苹果，把座位让给了小女孩。 小明用衣袖擦了擦苹果，正准备大咬一口，坐在他座位上的小女孩说："别吃，下车我还要换回来的呢。"

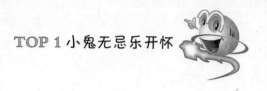

骑 车

一天小明骑着他妈妈给他买的自行车在院里绕着玩。

妈妈告诉他小心点！

小明骑第一圈的时候告诉妈妈："妈妈你看我可以不用手骑。"

小明骑第二圈的时候告诉妈妈："妈妈你看我可以不用脚骑。"

小明骑第三圈的时候告诉妈妈："妈妈你看我牙都没了！"

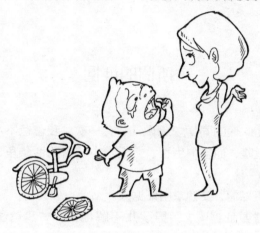

资金全部冻结了

　　儿子10岁，他有一个存钱盒，放在衣柜的抽屉里。爸爸妈妈需要零钱时，就从他的钱盒里掏，并留下一张借条。儿子显然不喜欢这种做法。

　　一天，有人交给妈妈一张钱数不多的支票，妈妈想正好可以还儿子钱了。于是跑进儿子的卧室，找到钱盒，但里面只有一张小纸片，上面写着："亲爱的妈妈、爸爸，我的钱在冰箱里，我希望你们明白，我的资金已全部冻结了。"

远离抑郁症de1000个笑话

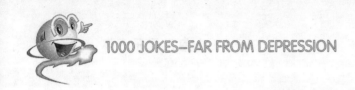

给妈妈点歌

那天在宿舍听广播，听到一个很小的女孩子给她的妈妈点歌，她说：“我的妈妈很辛苦，星期天也不能休息，要到书店买好多习题集给我做，于是我就想为我的妈妈点一首歌。”

主持人一听，感动地说：“多懂事的孩子啊！ 请问你想为你的妈妈点什么歌？”小女孩用稚气的声音说：“我想点辛晓琪的《女人何苦为难女人》……”

所谓的证据

一个男孩儿向他的同学炫耀说：“有一次，我爸爸不小心掉进水里，眼看就有生命危险，他急中生智，抓住水中游着的两条鱼，这才安全地上了岸。”

同学们都不相信，要他拿出证据来。

“难道还需要证据吗？”男孩儿不解地说，“我爸爸现在好好地活着，这就是最好的证据。”

我才不愿像他

女儿长得和爸爸一个样，爸爸单位组织活动，想带 4 岁的女儿参加，女儿却噘着小嘴说：“我可不想去了！”

妈妈好奇地问：“这是怎么了，你不是最喜欢和爸爸玩了吗？”

女儿认真地说：“上次我去爸爸工厂，爸爸的同事都说我长得像陈师傅，妈你说陈师傅是谁呀？ 我才不愿像他呢？”

香 蕉

在火车上，有人看见两个小女孩珍妮和玛丽很好玩，就给她们每人一只香蕉。

她们有生以来第一次见到香蕉，珍妮好奇地咬了一口。正在这时，火车驶进隧道。她觉得眼前一黑，不禁大吃一惊。

"喂，玛丽！"她叫了起来："你吃过香蕉没有？"

"还没有吃呢？"玛丽答道。

"噢，那快别吃！"珍妮说，"吃了香蕉会什么都看不见的！"

因为我想吃两块

妈妈："你想吃一块甜饼吗？"

儿子没反应，妈妈又问："儿子，你想吃一块甜饼吗？"

儿子说："想吃，妈妈。"

妈妈说："为什么非要我问你两遍呢？"

儿子答："因为我想吃两块。"

虫妈妈接来了

4岁的小儿子进来挺神气地让妈妈看他手上爬着一条蠕动的毛虫。

妈妈一见毛虫就全身一颤，可她却随口说了句逗孩子玩的话："孩子，快把它弄到外面去吧，它妈妈一定在找它呢！"

孩子转身走了出去。妈妈以为达到了目的，谁知孩子一会儿又进来了，手上爬着两条毛虫，他说："我把虫妈妈接来了。"

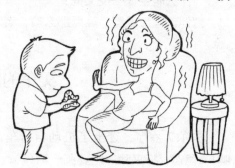

 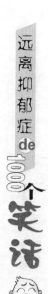

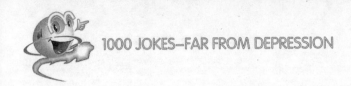

愚公为啥移山

邻居家的小刚和儿子是同班同学，又是好朋友，所以经常来我家玩。周日下午，两个小家伙正在埋头写作业，我坐在一旁看书。小刚忽然问我："叔叔！今天我们学了《愚公移山》，可我一直想不明白愚公干嘛要移山？我觉着他太傻了！"

我刚想解答小刚的问题，儿子突然抢着说："你真笨！这个都不懂，愚公把山移走之后，手机信号就好了呗……"

不 遗 失

母亲对儿子说："凡是重要的东西都应该锁在箱子里，才能保险不遗失。"儿子记住了这句话。过了几天，母亲要开箱取东西，却怎么也找不到钥匙了。

儿子连忙说："妈妈，钥匙在箱子里面呢！您说钥匙总该是重要的东西吧，所以我把它锁起来了，不是保险不遗失吗？"

生了个反义词

母亲到幼儿园接明明，明明看见豆豆的爸爸就问："妈妈，豆豆的爸爸怎么生了个反义词？"

"什么叫生了个反义词？"

"他爸爸那么胖，豆豆那么瘦，老师说'胖''瘦'是反义词。"

买车的前提

卡尔7岁了，迷上了机动自行车，一见到就情不自禁地高喊："看呐！爸爸，将来我一定要买一辆！"

爸爸说:"不行。 只要我活着,就不许你胡来。"

一天,卡尔正跟小朋友玩,突然一辆机动自行车风驰而过。 卡尔兴奋得大喊大叫:"看呐,看呐! 那车多威风哪! 我要买一辆——等我爸爸一死我就买!"

儿子看篮球

父亲把5岁的儿子抱在膝上,全神贯注地观看篮球赛。 孩子看到运动员们拼命地抢球,便问道:"爸爸,篮球一定很贵,是吗?"

爸爸惊诧他说:"乖乖,你怎么会这样想呢?"

孩子说:"要是不贵,他们为什么不每人买一个呢?"

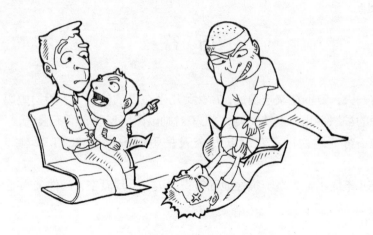

要用智慧

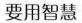

一次,卡尔和马勒一同骑车出去玩,突然,卡尔惊叫起来:"哎呀,已经8点钟了,快回家吧。"

"不,慢一点好,"马勒说,"如果现在就回家的话,一定会遭到大人们的痛骂,说我们回去迟了;而如果等到10点钟才回家的话,他们则会拥抱我们,为我们终于安全到家而高兴。"

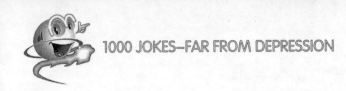

聪明的孩子

妈妈领儿子去市场买东西时碰见一个卖樱桃的老熟人，老熟人让小孩抓一把樱桃，小孩犹豫了一下，没有动手。

"你不爱吃樱桃吗？"老熟人问。

"爱吃。"小孩答道。

于是，老熟人抓了一把樱桃塞进小孩的衣兜里。

回家的路上，妈妈问儿子："刚才叔叔让你拿樱桃时，你为什么不拿？"

"因为，"小孩答道，"他的手比我的手大。"

巧　答

有一天，妻不在家吃晚饭，7 岁女儿坐在妻的位置上，假扮妈妈。 我看着她的神态举止，不禁失笑。 儿子对她以妈妈自居，很不服气。

他不客气地说："你自以为今天是妈妈吗？ 你知道 99 乘 5 是多少？"

女儿不慌不忙，毫不犹豫地回答："孩子，我没空，问你父亲吧！"

怎么回事

一个男孩看见一个秃头的人，对他母亲说："妈妈，你看，这个人头上一根头发也没有！"

他母亲对他说："小点声儿，这多不好，这人能听见！"

"怎么，他还不知道自己是个秃子？"小男孩答道。

再来一个

特朗跟母亲一起到剧场看演出，每当一个节目完毕时，台下的观众总是人叫："再来一个！"

特朗好奇地问："妈妈，这是什么意思？"

妈妈回答："是对演员表示欢迎。"

不久，特朗的父亲从国外回来。特朗随母亲一起到码头去迎接。

当特朗看到爸爸走下舷梯时，不停地大叫："再来一个！再来一个……"

贴 邮 票

一个外国男孩走进伦敦邮政大厦，一只手拿着一封信，另一只手拿着他早就买好了的一张邮票。他把信和邮票一古脑儿交给那里的女职员。她说："不，小孩，要你自己贴上邮票才行。"

男孩喃喃地说："为什么要我把邮票贴在自己的身上呢？我要寄出的是这封信哪！"

儿子的疑问

一个孩子问父亲："爸爸，做父亲的总是比儿子知道得多吗？"

"是的。"

"蒸汽机是谁发明的？"孩子又问。

"瓦特。"父亲神气地回答。

"那么，为什么瓦特的父亲不发明蒸汽机呢？"

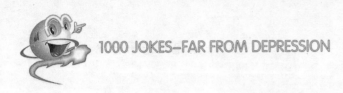

爱说谎的老师

开学的第一天，波波放学回家。

"新来的老师好吗？"妈妈问。

"一点也不好，她喜欢说谎。"

"怎么会呢？ 你别胡说。"

"上算术课时，她先说3加3等于6；过一会她说2加4等于6；临下课她又说5加1等于6。"

孕 妇

一个小女孩儿在公园玩耍时，看见一个挺着大肚子的孕妇，便走过去指着孕妇的肚子问道："里面是什么？"

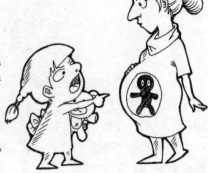

"是我的小宝宝。"孕妇答道。

"你爱你的小宝宝吗？"小女孩儿又问。

"当然了。"

"那你为什么要吃掉他？！"小女孩儿大声责怪道。

三个自私

小明下午放学最先回家，一个人在看电视卡通节目，不久爸爸、妈妈、哥哥回家后，节目立刻就转到别的频道。

小明靠近母亲说："妈，你不是说人不可以自私吗？"

"是啊，所以你不可以只看你一个人喜欢看的卡通节目，也要让爸妈和你哥哥看其它的节目。"

"可是，为什么三个自私比一个自私好呢？"

系 鞋 带

大街上，一个小女孩走到一位穿警服的叔叔面前，她上下打量一番，小心地问道："您是警察吗？"

"是的。"

"妈妈说，不论遇到什么困难，求到警察，都会得到帮助，是吗？"

"对！"

"那好，"小女孩把一只脚抬了起来，"请帮我系鞋带。"

妙处难学

父亲对儿子说："你的老师品学兼优，以后你的一言一行、一举一动都要照着他的样子去做。"

一天，这位学生陪着老师一起吃饭。他毕恭毕敬地坐在一旁，死死盯着老师——老师拿起了筷子，他也急忙拿起筷子；老师夹菜，他也夹菜；老师吃饭，他也吃饭……

老师觉得很奇怪，便抬头望着他。他这时一口饭还没咽下去，便连忙照着老师的样子盯着对方。老师看到他那副怪样子，不觉大笑！这一笑，却被饭粒呛着了，又是咳嗽，又是喷嚏，把饭喷了一地！

他也照学不误。但试了几次，总是笑不出来，咳嗽不起来。只好向老师作了一个揖，说道："老师您这样的妙处，学生实在难学！"

求婚与拒婚

岩岩和芳芳是同一幼儿园的小伙伴，岩岩："芳芳，我妈妈说我以后可以找一个我喜欢的女孩子结婚，我很喜欢你，你能嫁给我吗？"

芳芳："我好像不可以耶。"

岩岩："为什么？我们那么好。"

芳芳："因为我们不是一家人呀，我妈妈嫁给我爸爸，我奶奶嫁给我爷爷，你们家也是你妈妈嫁给你爸爸，你奶奶嫁给你爷爷呀！"

岩岩："哦！！我懂了！"

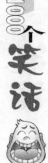

双胞胎兄弟

有一对双胞胎兄弟,相貌、神态、穿戴都一样。

有一天,一个邻居来串门,看到这兄弟俩在一起,分不出谁大谁小,就问:"小家伙,你俩谁是哥哥,谁是弟弟?"

弟弟不想让人知道他小,忙说:"哥哥,不要告诉这个叔叔!"

爸爸在哪里

农夫的家在大路边。 这天他看到一辆运草的大车翻倒在路边,一个小孩站在一边哭。

农夫安慰小孩:"别着急,你先到我家里喝口水,吃点饭,然后我帮你把车扶起来。"

小孩说:"不行,我爸爸会不高兴的。"

"不要紧,他会原谅你的。"

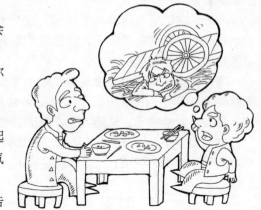

小孩只好跟农夫进了家。待到吃完饭,小孩子又担心起来:"我想,我爸爸已经生气了。"

农夫说:"别害怕。 你告诉我,你爸爸在哪儿呢?"

小孩小声说:"他还压在车底下呢!"

聪明宝贝

布朗先生很为他的小儿子骄傲。 有一次,他跟一位客人谈起他的小儿子有多么聪明。 "这孩子才2岁,"他对客人说,"可什么动物他都认识,长大了一定是个了不起的生物学家。 来,我叫他认给你看看。"

远离抑郁症 de 1000个笑话

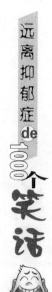

他从书架上取下一本生物书，放在孩子膝盖上，然后翻开书，指着一张长颈鹿的画，问道："这是什么，宝贝？"

"马。"

布朗先生又指着一只老虎，问孩子那是什么。

"猫咪。"

按着父亲又指着一只狮子，问儿子是什么。

"狗。"

于是布朗先生又指着一只黑猩猩。

宝贝高兴地喊道："是爸爸！"

无票乘客

一天，火车上有个顽童赶到查票员的面前说："先生，这火车上有两个旅客没票，我知道哪两个是没有车票的。"

查票员说："好呀！ 我要查这件事。"

于是，查票员小心仔细地查看了每个人的票，但他查的旅客都有票，接着他看见报告这消息的孩子就问道：

"车上没有票的旅客在哪里？"

这孩子回答："他们在火车头，一个是司机，还有一个是火夫。"

训 斥

乌太郎正在挨爸爸的训斥，眼看他的身子越缩越小，最后把头挨到了铺席上，他的一群朋友从窗子外边看见了，后来，朋友们笑话他说："喂，你每次挨训的时候都那样吗？ 不管怎么说，也用不着那样啊。"

听到这里，乌太郎说："你们知道个啥，我那么匍匐着身子，是让爸爸的说教从头顶上溜过去呀。"

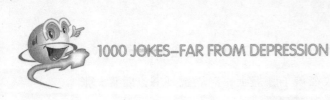
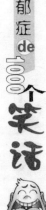

小神枪手

射击队的教练在街墙上发现了一排气枪弹洞，个个都命中一个很小的粉笔圈。他心想这准是个神枪手，无论如何也应该把他找到。

经过查访，他发现射手竟是个 7 岁的孩童。

"小朋友，"教练十分敬佩的问，"你的射击术是从哪儿学来的呀？"

"没什么，"小孩子若无其事的说，"很简单的，我先对着墙开枪，然后在弹洞周围用粉笔画个圆圈。"

眼睛在前

有一天，天空突然乌云密布，接着是雷声闪电，爸爸见儿子呆呆地望着天空，于是就问："儿子，你说说为什么我们总是先看见闪电，然后再听见雷声呢？"

儿子："那还不简单，因为眼睛长在耳朵的前面呗！"

天才儿子

儿子今年 3 岁，已懂得从一数到十，也知道五比一大；爸爸也随时找机会教他，问他小狗小猫哪个大。有一次，爸爸左手拿一块巧克力，右手拿两块巧克力，问他："哪一边比较多？"儿子不回答。爸爸耐心地继续追问，儿子突然放声大哭，说："两边都很少啊！"

八国联军

一天，小明哭着回家，他爸爸问他为什么哭？

小明说，今天上历史课，老师问他八国联军是怎么来到中国的，我说

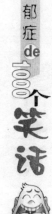

不是我带来的，老师他就骂我。

他爸爸打电话给老师："老师，你怪错小明了，小明虽然有点调皮，但我向你保证，八国联军绝对不是他带来的。"

老师……

把碎片收拾起来

父亲下班回到家里，他的几个女儿围过来，依次汇报自己今天在家里干了些什么活。

"我把所有的碗碟都洗干净了。"大女儿说。

"我把它们都抹干净了。"二女儿说。

"我把它们放到碗柜里去了。"三女儿说。

最后，轮到年纪最小的姑娘，她怯生生地小声说："我……我把碎片都收拾起来了。"

习惯用语

小弟弟从电视上学得一句话："是，老大！"颇能应付日常生活之用，如爸爸叫他端杯茶，他说："是，老爸！"姐姐请他拿支笔，他说："是，老姐！"

一天，外婆从乡下来看我们，带了大包小包礼物，叫小弟帮忙，他很爽快地回答："是，老外！"

高兴高兴

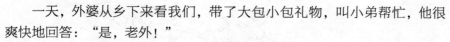

小亨利的姑姑来到他家做客，见到亨利，对他说："亨利，我想送一件礼物给你，让你高兴高兴！"

"太谢谢了！姑姑。"亨利回答。

"不过，给你礼物之前，我要问问你的考试成绩如何。"

"得了吧！"亨利说，"如果你是真心让我高兴，就别问我的成绩。"

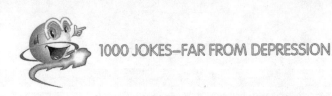
做 人

从前有一对懒兄弟，他俩都不愿做家务事，可是，父母在家时又不得不做。

一天，父母出去了，哥哥对弟弟说："爸妈回来了，你就说我一直病在床上，不能下地。"

弟弟回答说："你就告诉爸、妈，我帮你请医生去了。再见！"

难兄难弟

小时候7岁的哥哥常载着弟弟骑自行车外出。哥哥一骑上车就以最高速度冲下陡峭山路。弟弟惊恐极了，每次都紧闭眼睛，不敢作声，唯恐哥哥以后不载他去。

成年后，两兄弟开车驶下那条山路，弟弟问哥哥："你还记得我们常常骑自行车猛冲下去吗？我当时惊慌得很，总是闭眼睛。"

"什么？你也是？"哥哥惊得大声说。

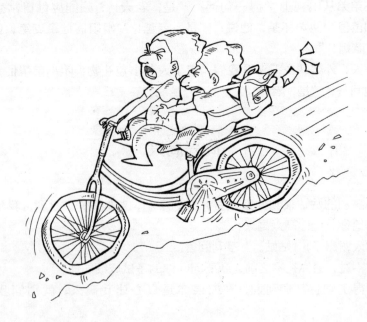

挨打有因

彼得的母亲一下班回家，彼得便向她诉苦："妈妈，今天爸爸打我两次了！"

"他为什么打你呢？"妈妈问。

"第一次是我让他看了写满2分的记分册。"

"那第二次呢？"妈妈急着问。

"第二次爸爸发现那记分册是他中学时候的！"

守 球 门

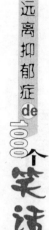

奇奇放学回家，妈妈看到他的帽子破了，还沾了不少污泥。

"这是怎么一回事？"妈妈问。

"都是同学们……"奇奇吞吞吐吐地回答。

"同学们怎么样？"

"他们拿我的帽子当足球踢。"

"那么你在做什么？"

"我在守球门。"

每天做一件好事

老师对同学们说："你们每人每天要做一件好事。"

第二天，老师问道："小明，你昨天做了一件什么好事？"

"我搀扶了一个老奶奶过马路。"

"好孩子！ 小东，你呢？"

"我帮助小明，搀一个老奶奶过马路。"

"这也很好。 小贝，你呢？"

"老师，我帮助小明和小东搀一个老奶奶过马路。"

"真奇怪！ 难道你们三个人，是搀同一个老奶奶过马路吗？"

"这没啥奇怪！"小明大声报告，"那个老奶奶不需要过马路，我们费了好大劲儿，才把她搀扶过去。"

百战百胜

斯托克看到自己的儿子与邻居家强壮的小孩角力，就鼓励他说："加把油！赢了他，我给你5毛钱。"

后来，儿子回家告诉爸爸他果然赢了，斯托克便给了他5毛钱。以后儿子又胜了几次，斯托克照样每次都给5毛钱。

但斯托克思考再三，总觉得儿子敌不过邻居的孩子，所以又问："你果真能赢他吗？"

"当然，百战百胜。"儿子自豪他说。

"那你用了什么技巧呢？"

"这简单，"儿子回答，"每次给他1角钱，他准败。"

讲话松嘴

爸爸讲成语"鹬蚌相争"时，说："蚌把鹬的嘴夹上以后，蚌说我今天不松嘴，明天不松嘴。太阳就会把你晒死的！"

6岁的孩子听到这里，问爸爸："蚌说话是不用嘴的吗？"

"不用嘴能讲话吗？"

"那它讲话时，嘴不就松开了吗？"

上帝造的人

老师对学生们说："小朋友，下午校长要来问你们话，到时你们要好好地回答。本杰明，你是第一个，校长会问你是谁创造的？你答"是上帝创造的"就对了；汤姆，你是第二个，校长会问你'世界上最初的人是谁'，你答'是亚当和夏娃'就对了。你们好好记着，别答错了。"

下午，就在校长快要来的时候，本杰明因为肚子忽然痛得不能忍受，到厕所去了。

校长走进教室，看见第一个座位是空的，就问汤姆："你是谁创造的？"汤姆答："亚当和夏娃。"

远离抑郁症de1000个笑话

校长急了："怎么？ 难道你不知道你是上帝创造的吗？"汤姆："上帝创造的那个人，因为肚子痛，到厕所去了。"

没来得及

小明到学校，同学们发现他脸上肿了一大块，就问他是怎么弄的。

小明说："昨天我和爸爸去公园划船，有只蜜蜂落在我脸上了。"

同学又说："那你把他赶走不就行了？"

小明说："我还没来得及赶走它，我爸就用船桨把他拍死了！"

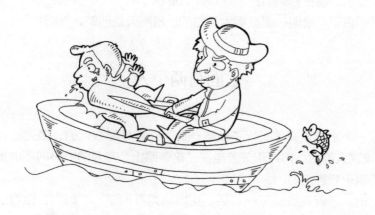

鱼不是水牛

三个自作聪明的孩子一起到森林里去玩，他们看见林中一湖里有鱼在自由自在地游来游去。

甲说："哦，多可怜的鱼啊！ 如果湖里发生火灾，水燃烧起来，鱼不就要全部葬身火海吗！"

乙接着说："咳，那有什么，万一水着了火，鱼都爬到树上去，不就平安无事了吗！"听到这儿，丙忍不住了："你俩尽说傻话，鱼又不是水牛，怎么会爬树呢？"

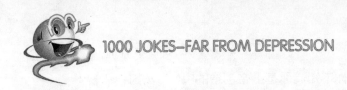

地球的形状

"谁知道,地球是什么形状的?"一位山村小学正在课堂上提问。

"不知道,先生。"同学们齐声答道。

"那么,我常用的那个鼻烟壶是什么形状的?"

"四方的,先生。"

"不,不,我的意思不是那一个,我指的是我星期天用的那个。"

"圆的,先生。"

"那么,现在你们明白地球是什么形状了吗?"

"明白了,星期一到星期六是方的,星期天是圆的,是吗?"

上面有两个人

在一个水池里突然间死了一男一女,究竟是怎么死的,警方还在调查中。 夜深人静时,妈妈和芳芳走在了这条路上,芳芳的妈妈时不时地往后看,心里十分害怕。

这时,芳芳突然说了一句话,把她妈妈吓到了:"妈妈,你看上面有两个人。"

"小孩子乱说话,走,快点走。"她妈妈赶快拉着她走。

这事一传十,十传百,很多人都知道了。

记者就来到了芳芳家里:"芳芳,你说你上次在那里看到两个人,是真的吗?"记者问芳芳。

"是真的。"她很认真的说。

"好吧,你带我去。"记者就叫芳芳带他去。 到了那里,芳芳用手指着电线杆上说:"你看,有两个人。"

上面写着:"爱护公物,人人有则。"

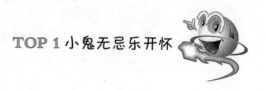

零 花 钱

约翰叔叔来住了几天，临走时，掏出100先令对侄子汤姆说："这钱你留着零花吧。记住，钱要收好，丢了可就白送人了。"汤姆激动地说；"知道，傻瓜才把钱白送人呢！"约翰叔叔听后想想说："你说的有道理，我看这钱你还是不要的好。"

为什么要请客

特鲁家里请几位好朋友吃饭。朋友们来了，特鲁的妻子让他5岁的小女儿向客人们说几句欢迎的话。

小女儿羞涩地不肯说，嘟噜了一句："我又不知道说些什么！"

这时一位作家朋友建议说："你妈妈很会说话，你就随便学两句她平时说的话好啦！"

小女孩点点头，不假思索地学着说："唉，老天！我为什么要花钱请客呐？我的钱都流到哪儿去了！"

加 号

有一个家庭，这家的孩子的数学一直不好，父母给他换了不少学校，最后，父母给孩子换了一个教堂小学，这个孩子的数学就名列前茅。

父母也很奇怪，就问："是不是老师教的好？"

孩子说："不是。"

父母又问："是不是教材不一样？"

孩子说："不是。"

父母问："那是什么？"

孩子说："我一进教室，我就知道这里对数学很重视，因为我一进门，我就看见有一个人被钉在加号上！"

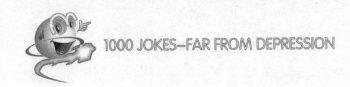

我腰疼

果果的外公上了年纪，身体有点不好，老是说腰疼。

有一天早晨果果醒来后还不想起床，外公对果果说："果果，快起床吧，外公带你去公园玩儿！"

果果说："我不起床，我腰疼！"

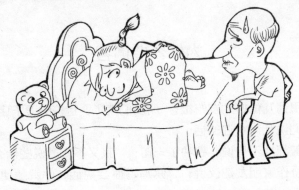

联 想

考试之前，同班的三个好朋友碰到一起。

小斌："今天考试我不用担心，因为昨晚我看了个电视剧《明天交好运》。"

小华："我也不用担心，因为今天早上我喝了几口'聪明泉'水。"

小林一听，一下子脸都变得白了："糟糕，刚才在上学路上我吃了一大把'傻子瓜子'，这下可完了！"

童言无忌

小男生甲："我哥哥昨天被一只蚊子叮到，整只手指都肿起来了耶！"

小男生乙："那有啥稀奇！我叔叔上个月被虎头蜂叮到，整只脚都

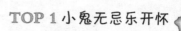

肿起来了！！"

小男生丙："那我姊姊不知道是被啥叮到的，不过她整个肚子都肿起来了！！！"

两个傻瓜

两个孩子租了一条船去钓鱼。在湖上僻静的一角，他们发现有个地方鱼儿不少。

"嘿，我们最好在这儿做个记号，这样我们明天又可以来这里钓鱼。"一个说。

"好极了，我来做记号！"另一个说。

他们回到船坞时，第一个孩子问道："你在那儿做了个什么记号？"

"我用粉笔在船身上画了个圈儿。"第二个孩子答道。

"嗨，你这大傻瓜！"第一个说，"你怎么知道明天咱们还能租到同一条船呢？"

性别的确定

母亲给儿子买了一只鹦鹉，然后乘车回家。在车上，儿子问母亲："这只鹦鹉是公的还是母的？"

"母的。"母亲回答说。

"你怎么知道的？"儿子又问。车上鸦雀无声，乘客个个都想听这位母亲如何来回答。

只见她不慌不忙地答道："你没看见这只嘴上涂了口红吗？"

TOP 2

动物乐园嘻哈笑

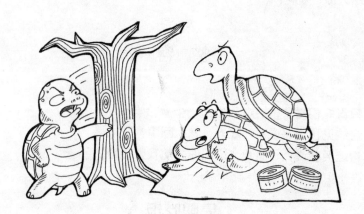

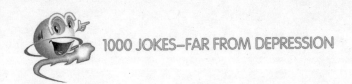

离 婚

话说蚂蚁和大象结婚了，可是没到两天就要离婚了。

法官问其原因。

蚂蚁说："能不离吗？ 接个吻都要爬 20 分钟！"

大象道："离就离！ 接个吻都要拿放大镜找半天，还不敢喘气！"

截 肢

蜈蚣被蛇咬了，为防毒液扩散必须截肢。

蜈蚣说："幸亏我的腿多，锯个把没什么关系。"

大夫安慰到："兄弟，想开点吧，你以后就是蚯蚓了。"

蜈蚣大惊："啊！"

整 容

两只青蛙相爱了，结婚后生了一个癞蛤蟆，

公青蛙见状大怒说："贱人，怎么回事？"

母青蛙哭着说："他爹，认识你之前我整过容。"

靠腿吃饭

小驴问老驴："为啥咱们天天吃干草，而奶牛顿顿吃精饲料？"

老驴叹到："咱爷们比不了，我们是靠跑腿吃饭，人家是靠胸脯吃饭！"

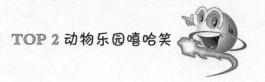

嫁给谁

狗对熊说："嫁给我吧，嫁给我你会幸福。"

熊说："才不嫁呢，嫁给你只会生狗熊，我要嫁给猫，生熊猫那才尊贵呢！"

外 语

鼠妈妈抓着鼠儿子的手，飞奔逃避后面穷追的恶猫。

就在接近鼠洞口时，恶猫正准备蓄势一扑，势在必得。

在这危机当前，千钧一发时，鼠妈回过头来叫声："汪汪……"

恶猫一愣，老鼠趁这当儿安全回洞！

惊魂未定的鼠妈妈语重心长地告诉鼠儿说："这会儿你知道多学一门外语的重要性了吧！"

不 去 了

乌龟受伤，让蜗牛去买药。 过了2个小时，蜗牛还没回来。

乌龟急了说道："他再不回来老子就死了！"

这时门外传来了蜗牛的声音："你再说老子不去了！"

鹦鹉学舌

一司机开着一辆装满母鸡的货车，边开车边逗他的鹦鹉。 一美女搭车，司机便将鹦鹉放到货箱与母鸡在一起，请美女坐在驾驶室。

开了一会儿，司机试探着问美女："亲一下行吗？"美女非常害羞地摇了摇头，说："不行。"等了一会儿，司机锲而不舍地又问："抱一下行吗？"美女仍然摇头说："不行。"司机气愤地说："不行就下去。"

开了一会儿，司机感到自己地做法很不绅士，于是返回去又请美女上了车，可开了一会儿，司机不死心地又问："亲一下行吗？"美女仍然摇了摇头，"抱一下行吗？"美女还是摇头，"不行就下去。"如此反复了三次。

终于到了鸡场，司机打开车箱，见母鸡已缪缪无几，只见鹦鹉提起一只母鸡问道："美女，亲一下行吗？"母鸡拼命地摇头，鹦鹉又问："美女，抱一下行吗？"母鸡仍然摇头。 鹦鹉说："不行就下去。"母鸡被抛出车外……

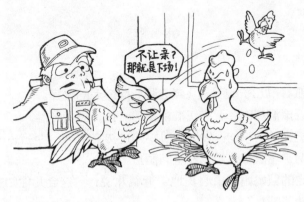

不让亲？那就是下场！

老板，有人玩你的鸟

一只鹦鹉很聪明，饭店老板因此用来招揽顾客，每当有客人来用餐的时候，鹦鹉就说："欢迎光临！"客人走时就说："谢谢惠顾！"

一个客人很好奇，就在门口来回的进出。

结果鹦鹉在那不停的说"欢迎光临"、"谢谢惠顾"大概二十多次了。

最后，那只鹦鹉实在是忍不住了，大声的叫道："老板！ 有人玩你的鸟！"

看看是不是你偷的

蚂蚁走到池塘边见大象正在里面洗澡，对大象喊："你上来。"

大象上来后，蚂蚁说："没事了，你下去吧！"

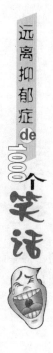

大象怒道："小样，你是不是找死啊？ 要我上来干什么？"

蚂蚁不服道："我的游泳裤不见了，我看看是不是你偷的。"

精神分裂

一只蚂蚁看见一头大象向它走来，它把身子埋在土里，只漏出一条腿。 兔子问它："你这是做什么？"蚂蚁说："嘘……别出声，我拌死那个狗日的！"

第二天，兔子看见一头大象把自己埋在土里，只露出一条腿，便好奇地问为什么。 大象一下子眼里涌满了泪水，委屈地撇了撇嘴："昨天那该死的蚂蚁把俺兄弟拌倒，我兄弟被摔成了植物象，俺要替俺兄弟报仇，至少也拌他个精神分裂！"

秃顶的原因

一位漂亮的女孩养了一只鹦鹉，一天女孩在浴室洗澡，鹦鹉说："看到了，看到了。"

女孩生气地对鹦鹉说："再叫就拔光你的毛。"

第二天一位光头的客人来到家里，鹦鹉偷偷地飞到客人的肩头，悄悄地说："你也看到了吗？"

喊　价

有一位爱鸟人士他特别喜欢鹦鹉，有一天，他经过一间鸟店发现里面正在拍卖一只鹦鹉，他看那只鹦鹉毛色很好看决定要买，于是他喊道："我愿意出 10 美金买下这只鹦鹉！"接着有人喊价："我愿意出 20 元美金！"那位爱鸟人士不愿把那只鹦鹉拱手让人，于是他又喊了 30 元……可是另一个声音像在跟他作对，一直到那位爱鸟人士叫了 200 元时才停……

那人买到鹦鹉很高兴，可是他突然想到：我花了那么多钱才买到这鹦鹉，如果它不会说话那我不就亏大了吗？ 于是他就去问老板："老板……你这只鹦鹉会不会说话啊？"接着他听到鹦鹉大叫："不会说话？！你以为刚刚是谁在跟你喊价啊？"

苍蝇被割成了双眼皮

某一天，中美日三国的三个厨师比试谁的刀法更准，没个人见证不行啊，所以就请来一个裁判，比赛切苍蝇。

第一个出场的是日本厨师，只见刷刷两刀，两只苍蝇被割成了两半，裁判给打了 80 分。

第二位出场的是美国的厨师，只见刷刷刷刷四刀，两只苍蝇被割掉了翅膀，裁判给打了 90 分。

最后一个出场的是中国厨师，只见一道白光一闪，苍蝇还仍在飞，裁判捉住苍蝇看了又看，给打了 100 分。

日美两位厨师不服气，便去找裁判评理，裁判说："苍蝇被割成了双眼皮。"

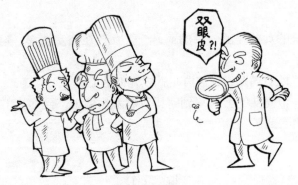

公 文 包

老鳖调戏河蚌，被咬，老鳖忍痛拖着河蚌来回爬。

青蛙见了敬佩的说："乖乖，鳖哥混大了，出入都夹着公文包。"

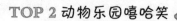

订婚戒指

山羊把大象姑娘介绍给蚊子，蚊子其实早就爱上了大象姑娘，便一口答应了。

可蚊子母亲得知后，坚决反对。

蚊子问母亲为什么反对。

蚊子母亲说："儿啊，不是我们不愿意，是因为送不起订婚戒指啊。"

太 客 气

甲："昨天你骑马骑得怎样？"

乙："不太坏。问题是我那匹马太客气了。"

甲："太客气了？"

乙："是呀。当骑到一道篱笆时，它让我先过去了！"

猫不做官

皇帝因为猫捉老鼠有功，要封它一个官职来酬谢。猫坚决不肯上任，皇帝惊问其故。

猫答："小民今天还可以做猫，一做官，猫都做不成了。"皇帝不准，一定要猫赴任。

猫说："小民曾发誓不改变自己的节操，如果做官，那就非要改变志向不可。否则，同僚都不能安心，所以我不敢接受您的任命啊！"皇帝又问原故，猫答："老鼠向来怕猫，如今天下做官的，都是一班鼠辈。如果小民去做官，他们怎能安心呢？"

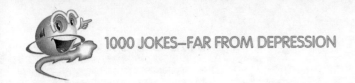

会玩牌的狗

有一个人养了一只狗，那只狗非常聪明，它会算术、接飞盘、站立，更厉害的是还会玩桥牌，主人无聊时都会跟狗狗玩桥牌打发时间。 后来一传十、十传百，大家都知道有那只非常聪明的狗。 有一天，有一位记者来访问那个主人。

记者："听说你家的狗非常聪明呀！"

主人："没有啦，它很笨的！"

记者："为什么？ 它不是会陪你玩桥牌吗？"

主人："可是它一拿到好牌就会摇尾巴呀！"

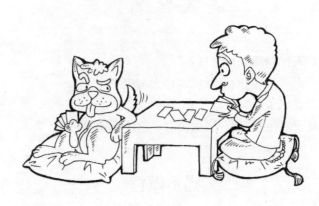

傻 瓜

某人去动物园看猩猩，首先向猩猩敬礼，猩猩便模仿其敬礼，某人又向猩猩作揖，猩猩便也模仿其作揖。

某人大喜，又向猩猩扒眼皮，不料猩并未模仿，而是打了他一巴掌。某人生气地质问饲养员，饲养员告诉他，在猩猩的语言里，扒眼皮是骂对方傻瓜的意思，所以猩猩要打他。

某人大悟。 次日，某人再去动物园以图报复。 他向猩猩敬礼，作揖，猩猩都跟着模仿，于是他拿出一根大棒子向自己头上打了一下，然后把棒子交给猩猩。 不料猩猩这次又没有模仿，而是向其扒了扒眼皮！

到鸭子的屁股

倾盆大雨后……

一个阿伯赶着鸭子……一个开着 BMW 的人问说："积水不深吧？"

阿伯："放心啦……车过得去啦……"

不久，车泡在水里了……

那人大骂："不是过的去吗……"

阿伯："哇，那……刚刚水只到鸭子的屁股啊……"

神奇的蚂蚁

一名男子被判刑 12 年，在狱中颇为无聊。 一天，他发现有一只蚂蚁竟然听得懂他的话，于是便开始训练它。 几年之后，这只蚂蚁不但会倒立，还会翻筋斗，令他颇为得意。

终于他出狱了，第一件事便是跑去酒吧，准备炫耀他那只神奇的蚂蚁。 他先向酒保点了一杯啤酒，然后把蚂蚁从口袋里掏出来放在桌上，向酒保说："看看这只蚂蚁……"

那酒保过来，马上一把将蚂蚁拍死，然后很抱歉地对他说："对不起，我马上换一杯新的给你！"

乌鸦与麻雀

一天，一只乌鸦和一只麻雀，哥俩在树枝上聊天。

麻雀："我没见过你啊，你是什么鸟啊？"

乌鸦："啊！ 我是凤凰啊！"

麻雀："有你这么黑的凤凰吗？"

乌鸦："嗨，这你就不知道了，我是烧锅炉的！"

麻雀："哦……"

乌鸦："那你是什么鸟啊？"

麻雀："我是老鹰啊！"

乌鸦："有你这样的老鹰吗？ 你也太小了。"

麻雀无奈地说："唉，哥们，你不知道啊，我吸毒四年了。"

幕后老板

有一天兔子在一个山洞前写东西，一只狼走过来问："兔子你在写些什么？"

兔子答曰："我在写论文。"

狼又问："什么题目？"

兔子答曰："我在写兔子是怎样把狼吃掉的。"

狼听后哈哈大笑，表示不相信。

兔子说："你跟我来。"然后把它带进了山洞之后，兔子又继续在山洞前写着。 这时又来了一只狐狸问："兔子，你在写些什么？"

兔子答曰："我在写论文。"

狐狸问："什么题目？"

兔子答曰："兔子是如何把一只狐狸吃掉的。"

狐狸听完后哈哈大笑的，表示不信。

兔子说："你跟我来。"之后把它带进了山洞，过了一会儿兔子又独自一个人走出了山洞，继续写它的论文。

此时在山洞的里面一只狮子正坐在一堆白骨上剔着牙，还一边看着兔子的论文：一个动物的能力大小，不是看它的力量有多大，而是看它的幕后老板是谁！

蜈蚣出游

一位寂寞男人买了一条蜈蚣作为礼物，放在盒子里带回家。 回家后，他想和这位新朋友一起去散步，便敲敲盒子说："喂，老弟，咱们去走走好吗？"

盒子没有声响。 过了一会儿，男人又敲盒子说："出去散散步好吗？"蜈蚣还是没答腔。

他决定最后问一次，于是便把脸贴在盒子上喊道："喂，你有没有兴趣去散步？"

盒子里终于传来微弱的声音："你第一次叫我时我就听见了，我正忙着穿鞋子呢！"

老鼠的自我价值

一只好学爱问的小老鼠问他的妈妈："什么是老鼠的自我价值呢？"

他的妈妈很讨厌这个问题。 于是，对他说："这个只有猫知道。"

可怜的小老鼠于是就找到了猫先生，并提出了这个问题。

猫一边打着饱嗝，一边对小老鼠说："这个，你等会儿就知道了。"

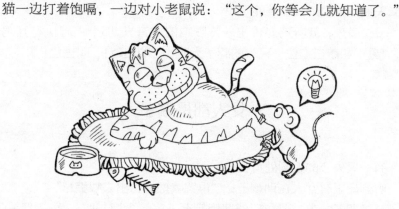

狮子与狗

古蒂家有一只冠军狗，到处找狗打架，每次准赢，无论是国内的还是国外的狗，都能胜利而归。 因此它很嚣张，常常向别的狗挑衅。

一天古蒂牵着冠军狗在路上走着。

看到劳尔牵着一条很大的狗，古蒂的冠军狗便跑过去乱叫，古蒂心想：如果我的冠军狗把劳尔的狗打败，那不是很威风吗？

于是他对劳尔说："让我的冠军狗和你家的狗打打怎么样？"

劳尔："这个……不好吧！"

古蒂："没关系，如果它真的伤到你家的狗，我会制止的。"

劳尔："还是不好吧……"

就在他们两个商量的时候，两只狗打了起来，结果冠军狗惨遭落败，败得极其狼狈。

古蒂一脸惊愕地问："劳尔，你家这是什么狗啊？"

劳尔："这个嘛，它在毛没被拔掉之前人家都叫它狮子……"

也是长辈

有一个人买了一只鹦鹉。他每天回家都逗鹦鹉说："叫爸爸！"可是鹦鹉只会"嘎嘎"地叫。两个礼拜过去了，鹦鹉还是不会叫爸爸。那人很生气地掐住鹦鹉的脖子大吼："叫爸爸！叫爸爸！"但鹦鹉还是只会"嘎嘎"叫。那个人骂道："你跟一只彩色的鸡有什么不一样呢？"于是第二天他便将鹦鹉关到鸡笼子里。

没过多久，就听鸡笼传出一阵吵嚷的声音。那个人赶快打开鸡笼一看，只见那鹦鹉正掐住一只鸡的脖子大叫："叫爸爸！叫爸爸！"

女人都是骗子

有一只失恋的狼到处觅食。

听到屋里有女人在训孩子："再哭就把你扔出去喂狼！"

孩子哭了一夜，狼在门外痴痴等至天亮，含泪长叹一声："骗子，女人都是骗子！"

三只蚊子

有三只蚊子在炫耀自己的飞行技术，吵得面红耳赤，都分不出个胜负，于是，他们决定各自"秀"一段。

英国蚊子首先发难，只见它飞向一只青蛙，在它附近转了几圈，回来时，只见青蛙的舌头打了一个活结，他骄傲地说："告诉你们！在我老家，若没有这种本事，马上就会完蛋的！"

美国蚊子冷笑两声："哼！雕虫小技，不足挂齿！"于是他飞向两只青蛙，在他们之间来回了几次，回来时，两只青蛙的舌头结成了一个死结，他牛气地说："哼！在我老家，要这样子才能生存！"

中国蚊子不屑地答道："开玩笑！在我们老家，没见过这么差的技术！"英国及美国蚊子很不服气地说："这样讲，你以为你有多大能耐啊？"于是，中国蚊子就飞向一群青蛙，在其中穿梭了数趟，回来时，只见青蛙们的舌头揪在一起，编成了一个"中国结"。

我是翻译

一个商人买了6只来自中国的猪，想献给王侯，可是6是个不吉祥的数字，必须是3，5，或7只才行，他就加进一只日本猪，凑了7只，献进了王宫。

王侯一看，说："啊，这是很珍贵的！"

于是一个个看，看完后说："怎么里面有一个日本猪啊？"商人一听，瞠目结舌，吓得浑身发抖。

这时，日本猪说："王侯，我是翻译！"

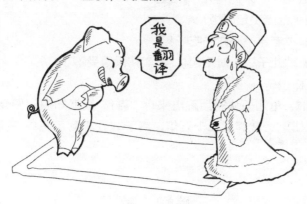

野外郊游

某日，龟爸、龟妈、龟儿子三只乌龟，决议去阳明山郊游。 于是带了一个大饼和两个罐头出发了。

苦爬十年，终于到了。 席地而坐，卸下装备，准备进食。

该死！ 没带开罐器！

龟爸说："龟儿子……回去拿！"

龟妈说："乖儿子……快！ 爸妈等你回来一起开饭……快去快回！"

龟儿子说："一定要等我回来！ 不可食言喔！ ……"

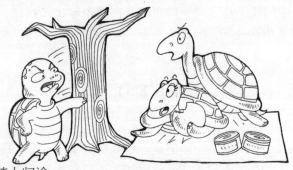

龟儿子踏上归途……

光阴似箭，20 年已到，龟儿子尚未出现……

龟妈受不了了："老伴……要先开饭不？ 我超饿……"

龟爸说："不行……承诺岂可儿戏？ 答应儿子的……再等他五年，再不来就不管他了！"

转眼又五年……未见龟儿子踪迹。

不管了！ 二老决定开饭！

龟爸说："老伴……你先吃吧！"

龟妈说："儿子……对不起！ 妈实在饿得受不了！"

大口一张……

正在这时，龟儿子从树后跳出来："靠！ 我就知道你们会偷吃！ 骗我回去拿开罐器？ 我等了二十五年，终于被我等到了吧！ 我最恨人家骗我！"

蟑螂一家

有一天，蟑螂妹妹哭着回来。

蟑螂爸爸问："女儿怎么了？"

蟑螂妹妹说："爸！ 为什么别人都说我是害虫！ 呜呜呜……"

这时蟑螂弟弟也回来了，他一脸高兴地说："爸！ 这辈子第一次有人热情的和我打招呼喔！"

蟑螂爸爸问："真的吗？ 他们怎么说？"

蟑螂弟弟："我刚刚出去，他们看到我就说：'嗨！ ……虫……'"

原来是头猪

一天，很多人围在马路旁，小刚喜欢看热闹，可他怎么也挤不进去，他就站在人的后面，大声喊："让开，让开，里面的人是我哥！"

人们听见了，都让开了。可是，小刚往里一看，里面原来是头死猪。

青蛙的命运

一只青蛙给牧师打电话，问自己的命运。

牧师说："明年，有一个年轻的姑娘会来了解你。"

青蛙高兴得蹦了起来："哦，真的吗？是在王子的婚礼上吗？"

牧师说："不，是在她明年的生物课上。"

惭　愧

一楼住户不知从哪儿弄来一只大狗。初来乍到，它警惕性非常高，一有点响动就狂吠不已。我家在六楼，尽管每天上下楼蹑手蹑脚，但十有八九还是要被狂吠一通。我胆子小，狗一叫我就拼命跑，生怕它突然冲出来。

周日，我去接正在上英语培训班的小侄子到家里吃饭。刚进一楼，大狗照旧"汪汪汪"地叫起来，叫得我心惊肉跳。小侄子却一点也不害怕，扯起嗓子对着喊："吐吐吐"。奇怪的是，"吐吐"几声后，大狗居然偃旗息鼓，不叫了，并且发出可怜的"哼哼"声。

回到家，我问小侄子用什么办法，居然能镇住这么凶猛的狗。小侄子洋洋得意地说："当狗对你汪汪叫时，它其实是在说 one，你就回 two，这时狗因为无法回你 three，非常惭愧，就不叫了。"

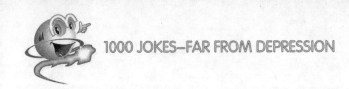
好 狗

在沙滩上，一个男人对另一个男人夸奖到："你养了一条好狗，它帮你看守衣服看了这么久。"

另一个男人答到："真可惜，这要是我的狗就好了。 我已经等了两个多小时了，可就是不敢拿我的衣服。"

用什么喂猪

有人问农夫："你用什么喂猪？""用吃剩的东西和不要的菜皮。"农夫回答。

"这样说来，我该罚你。"那人道，"我是大众健康视察员，你用营养欠好的东西去喂供大众吃的动物是违法的。 罚金 1 万元。"

过了不久，另一个穿着整齐的人来问农夫："多肥大的猪啊！ 你喂它们什么？"

"鱼翅、鸡肝、海鲜之类。"农夫回答。

"那么，我该罚你。"那个人说，"我是国际食品学会的视察员，世界人口有三分之一饿肚子，我不能让你用那么好的食物喂猪。 罚你 1 万元。"

过了几个月，来了第三个人。 一如前两个人，他在农夫的围栏上探头问道："你用什么喂猪？"

"老弟，"农夫回答，"现在我每天给它们 10 元钱，它们想吃什么，就自己买什么。"

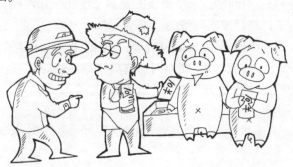

钉在墙上

老张有一只鹦鹉，他会说国语和台语，老张住在公寓的二楼，楼下一楼是瓦斯行，老张每回没有瓦斯的时候，都向楼下喊：（台语），瓦斯一筒来。久而久之，这只鹦鹉就学会了。有一回老张出差五天，这只鹦鹉在家闲着没事，每天就学着老张向楼下叫着：（台语）瓦斯一筒来。楼下工人就抬着瓦斯到老张家去，鹦鹉连续叫了好几天。

过了五天，老张出差回来，打开家门一看，家里堆满了瓦斯筒，老张非常生气，知道是鹦鹉干的好事，于是就把鹦鹉的翅膀张开，钉在墙上，成十字形，这只鹦鹉看到旁边，耶稣钉在十字架上的神像，就问耶稣说：（台语）喂！你是叫几筒瓦斯，也被钉在墙上？

还是去你家玩

有一只企鹅，他的家离北极熊家特别远，要是靠走的话，得走 20 年才能到。有一天，企鹅在家里呆着特别无聊，准备去找北极熊玩，于是他出门了，可是走到路的一半的时候发现自己忘记锁门了，已经走了 10 年了，可是门还是得锁啊，于是企鹅又走回家去锁门。锁了门以后，企鹅再次出发去找北极熊，等于他花了 40 年才到了北极熊他们家……然后企鹅就敲门说："北极熊北极熊，企鹅找你玩来了！"结果北极熊开门以后说："还是去你家玩吧！"

小狗和大狗

我家附近有一条比较深的胡同，是我每天回家的必经之路。前天下班回家，拐进胡同走到一半，忽然闯出一个白乎乎的东西，由于光线较暗，吓了我一跳。仔细一看，原来是条小狗。它耀武扬威地向我奔来，看它还没我家那只老猫大，我放下心来。可小狗似乎并不满意这个结果，竟狂吠着想来咬我。我一乐，嗬！就你那小样也想来咬我？我吓也要吓死你！便也冲着它狠狠地嚎了两下："汪！汪！"小狗立马顿住

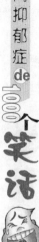

脚，盯着我看了一下，忽地转身跑远了。

我正得意，却听见胡同那头传来一个老太太的声音："叫你好好在家门口玩儿，你不听，又遇见那只大狗了吧？"

原来如此

一天，袋鼠开着车在乡村小路上转悠，突然看到小白兔在路中央，耳朵及身体几乎完全趴在地上似乎在听什么……

于是，袋鼠停下车很好奇地问："小白兔，请问一下你在听什么？"

"半小时前这里有一辆大货车经过……"

"哇，这么神！你是怎么知道的？"

"因为我的脖子和腿就是这么断的……"

两只水母的谈话

两只水母在海边相撞在一起。

水母甲："搞什么嘛！你游泳不长眼睛啊！"

水母乙："什么是眼睛啊？"

水母甲："我也不知道，上次和别人撞到的时候他这样骂我的。"

水母乙："喔！是这样喔！"

补缺的待遇

某动物园来了只年轻的狮子，和老狮子关在同一个笼子，管理员每次来喂食时总是给年轻狮子一根香蕉，而给老狮子却是一大块肉，年轻狮子心想："可能我是新来的，不要太计较。"

经过三个月后还是如此，年轻狮子终于按捺不住问管理员："为什么我来了三

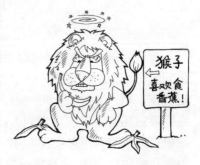

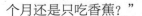

个月还是只吃香蕉？"

管理员回答说："因为你补的是猴子的缺。"

和狗签约

有一天，有一个人带着一条狗到唱片公司，他说他是这条狗的经纪人，并说他这条狗会唱歌跳舞云云，老板不相信，就叫小狗表演一次。当音乐响起，小狗跟着音乐载歌载舞，老板目瞪口呆地看着小狗，一边想着这一次捡到摇钱树了，就赶快拿出合同希望与狗签约，没想到忽然一条大狗冲进来，把小狗衔走了。

老板问："怎么回事？"

经纪人无奈地表示："唉！那是他妈妈，他妈妈希望他儿子成为一名医生，演艺圈太复杂了！"

善摔跤的鹦鹉

某人有一鹦鹉，此鸟善于摔跤，且未逢敌手。

一日，这人将一麻雀放入笼中，次日来看，鹦鹉无事，可麻雀羽毛全光。此人嘻嘻笑焉，又将一喜鹊放入笼中，次日来看，鹦鹉仍无事，而喜鹊羽毛全光。旁人惊奇，赞不绝口。这人为了显示，将一老鹰放在笼中，次日来看，老鹰死，鹦鹉羽毛全光。立刻将鹦鹉取出问之，鹦鹉答曰："这老鹰太厉害，不光膀子干不过他！"

后怕的猪妈妈

小猪对妈妈说："妈妈，妈妈，我要去参加动物的长跑越野大赛。"

猪妈妈："你不要命啦？"

小猪："贵在参与，我不会拼命跑的。"

猪妈妈："不是这个意思，我担心的是你跑得一身瘦肉，会被主人率先杀掉。"

小猪："妈哎，凡事别总往坏处想，我锻炼得健壮了，还有可能会被选拔为'种猪'呢。"

猪妈妈听后睁圆了眼睛:"啊? 那还得了,咱得事先说好,将来'隔代抚养'的事儿与我无关!"

哭着回家

小蚊子哭着回家,妈妈问:"咋了?"

小蚊子:"爸爸死啦!"

蚊妈妈:"他没有带你去看演出?"

小蚊子:"看了,可观众一鼓掌,爸爸没有躲开……"

新龟兔赛跑

自从兔子输给了乌龟后,心里很生气,有一次,他遇见了乌龟,要求和他比赛,乌龟答应了。

第一场兔子输了,原来他太急,跑错了方向,等他来到终点时,乌龟早已获胜了,兔子不服输。

第二场比赛,兔子认准了方向,跑啊跑,快到终点时,他想看看乌龟在哪里,便转过头来看,他见乌龟不在,心里暗暗高兴,想:这次我赢定了,乌龟它算老几啊? 等他回过头,乌龟已经在终点上了。

兔子很奇怪,问乌龟:"你又是怎么赢我的?"

乌龟对兔子说:"我一直咬着你的尾巴,你转过头时,就把我甩到这里来了!"兔子生气了:"不算不算,乌龟作弊!"

最后一次比赛,兔子格外小心,生怕又被乌龟占了空子。 兔子快到终点时,远远看去前面好像是乌龟,走进一看,真的是乌龟。 兔子认输了。

兔子问乌龟:"乌龟大哥,我认输了,不过您得告诉我,您是怎样赢我的?"

乌龟对他说:"兔子老弟,现在都什么年代了,我是打车过来的!"

狗　眼

一个带狗的男人气势汹汹地冲进宠物站，指着老板说："你把这条狗卖给我看门，可是昨天小偷进我家偷了我 300 元钱，它却吭都没吭一声。"

"先生，"老板慢条斯里地回答道，"很遗憾，这条狗以前的主人是个百万富翁，所以这么点钱它根本不放在眼里。"

服 兵 役

军队征召动物们从军去打仗，于是森林里的动物全都要来体检。

排第一的猴子很不想从军，他看看他的长尾巴，于是牙一咬狠下心来把它折断。 进去后军医说："猴子尾巴断了，是残障，不用当兵啦！"

排第二的兔子看到猴子这般行为后，也毅然决然地把他的长耳朵给折断了。 进去后军医说："兔子耳朵断了，是残障，不用当兵啦！"

排第三的黑熊心想：我耳朵那么短尾巴又跟没有差不多，怎么办呢？好心的兔子和猴子来帮他想办法。

忽然猴子大呼："我知道了，把你的牙打断你就算残障啦！"于是猴子与兔子狠狠地 K 了黑熊一顿，把他的牙全打断了。 黑熊虽然痛但也很开心地进去体检了。

不久后，只见黑熊捂着嘴出来，哭着说："娘咧，他们说我太胖不用当兵啦！"

狗的死因

看家的狗死了，解剖一看，竟是吃了自家的带毒药的肉，主人很纳闷，这带毒的肉是用来毒来偷食的野猫的，放在仓房里，而狗始终拴在大门边，怎么能吃到毒肉呢？

出了大门，有几只毒死的野猫在不远处，主人始终迷惑不解，和邻居说这件事，邻居说："这还不明白，很显然，狗是吃回扣死的。"

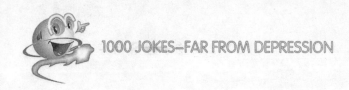

善待有因

一只羚羊和一只狮子进入餐馆占了个靠窗的包厢。 当侍者走来，羚羊说："我需要一碗干草，一碟小萝卜。"

"你的朋友要什么？"

"什么也不要。"

"难道它不饿吗？"侍者坚持问。

"如果它饿着，"羚羊说，"我还能坐在这儿吗？"

救 命

警局的电话铃响了。 一个警官拿起听筒，还没来得及说你好，就听见里面大叫："救命！ 救命！"

警官安慰道："别急，小姐，慢慢说，出了什么事？"

电话里："有只猫从窗口进来了！ 快来救我！"

警官："猫？ 猫没什么可怕的啊。"

电话里："猫很可怕！ 快救救我！"

警官无可奈何地说："小姐，您听我说，猫真的没什么可怕的，您到底是谁啊？"

电话里："我是鹦鹉！ 我是鹦鹉！"

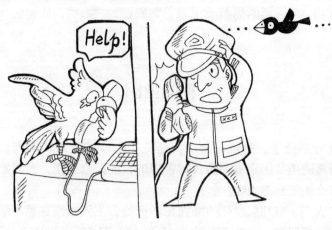

自知之明

两个人一道去南非旅行。 途中竟然遇到一只狮子。

狮子在离得很近的地方看着他们，甲立刻把自己的皮鞋脱掉，换上了跑鞋。

乙看到了，胆战心惊地问："何必换鞋，你根本跑不过狮子的。"

"谁要和狮子赛跑？ 我只要能跑过你就行了。"

谁的狗聪明

某日，一个医生、一个建筑师和一个律师在一家俱乐部吃午饭，他们的话题扯到了各自的狗身上，想比一下谁的狗最聪明。

医生的狗首先开始，它从门外衔来一些骨头在地上摆了一幅人体骨骼图。 医生给了它一些饼干作为奖励。

建筑师的狗从外面衔来一些树枝在地上搭了一个艾菲尔铁塔的模型，建筑师也给了他一些饼干作为奖励。

最后，律师的狗出场了，它与医生和建筑师的狗交谈了一番，那两只狗便都把饼干都给了它。 律师解释说，他的狗现在是那两只狗的法律顾问了。

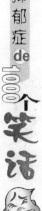

驴 子

一天，小贾到集市上想卖掉她的驴子！

小刘问："你的驴卖多少钱？"

小贾："2000 块！"

小刘："我出 3000 块……"

小刘骑上驴特高兴，可是，那驴却不走！

小刘问："你的驴为什么不会走呢？"

小贾："你大声骂，我 kao……"

于是小刘马上说："我 kao！"只见驴子走了两步。

"我 kao！"驴子又走了两步！

小刘感觉不错于是继续连声骂道："我 kao、我 kao……"驴子飞奔起来！

小刘越骂越来劲儿，"我 kao、我 kao……"可他却忘记看路，驴子径直奔向了山顶！ 眼看就要到悬崖边了，小刘才发现，他忘记问小贾如何停下来了！ 情急之下小刘大叫一声："妈……"话音刚落驴子突然停了下来。

小刘探头望着眼前的悬崖，长叹了一口气……曰："我 kao……好险啊！"

驴子噌地一下跃下了悬崖……

灭蚊有术

晚上，我被蚊子吵醒。

"去咬她吧，不要咬我。"我向蚊子推荐我熟睡中的太太。

"我想咬谁就咬谁，你管得着吗？"蚊子嗡嗡着说。

"去咬她吧，咬一下给你一毛钱，怎么样？"

蚊子想了想，答应了。

第二天早晨起来，我统计出自己少了一块钱，太太统计出自己多了十个包。 好在我太太睡得死，挨咬时她不知道，知道时已经不太疼了。 到了第二天晚上，蚊子又来找我，我又和它做生意，花钱让它去咬太太，以保自己的平安，如此整整过了一个星期。

到了第二个星期，蚊子来时，我的零钱早用光了。 于是我说："随便你咬谁吧，我没零钱了。"

"没钱的事儿，谁干？"蚊子怒气冲冲。 到次日一早，我发现它已经饿死了。

没有那么聪明的毛驴

一个聪明人在乡下散步，看到磨房里面一头毛驴在拉磨，脖子上头挂着一串铃铛。 于是聪明人向磨房主道："你为何要在毛驴的脖子上挂一串铃铛呢？"

磨房主回答："我打瞌睡的时候，毛驴常常会偷懒，挂上铃铛以后，如果铃铛不响了，我就知道这个畜生又在偷懒了。"

聪明人想了一下，又问："如果毛驴停在原地不动，只是摇头，你又能听到铃声，它又没有干活，那怎么办呢？"

磨房主楞了一下，说："先生，我哪能买到像您这样聪明的毛驴啊！"

悍妇养鸟

有个妇人从街上买了一只八哥带回家去。可是，没过几天，她又找卖主去了。

买主说："先生，我从您这里买走的那只八哥，怎么整天骂人呀？"

卖主听了，不慌不忙地说："昨天我忘了告诉您，您在这只八哥面前说话可千万要小心，它的嘴灵极了，特别会学话！"

不同疗效

换季时节，猫妈妈的儿子小猫和鼠妈妈的儿子小鼠都患上了流行性感冒。鼠妈妈给儿子服了药，第二天，小鼠康复了。猫妈妈的主人送了药给小猫，三天过了，仍不见起效，病反而大增。猫妈妈很担心，怕这样下去，小猫会一命呜呼，猫妈只好放下架子，求救于鼠妈妈，鼠妈妈爽快地取出几片小灵丹给小猫。果然，不到几小时，小猫就活灵活现起来。不久便已经痊愈了。猫妈妈不解，问鼠妈妈："昨天，您给我儿子的药的确跟主人给的药一模一样，药名和药量更是无二，为何吃他的不见好，您的怎么就那么神呢？"

"你主人买的药怎能同我的比呢？"鼠妈妈不紧不慢地说，"我是从市第一医院的院长家里拿来的嘛。"

大象的回忆

在靠近丛林的一条小河边，一头大象正在喝水，忽然，他看见了一只乌龟正在河边睡觉，嘴里还自言自语，大象愤怒地走过去，一脚就把乌龟踢到了对岸。

"你为什么那样做？"长颈鹿问到。

"它就是五十年前咬过我鼻子的那只乌龟。"

"多好的记忆啊！"长颈鹿惊叹道。

"不，"大象说道，"是乌龟想起来的。"

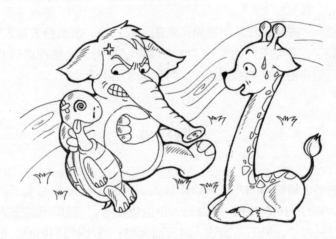

事故原因

公路上发生了一起严重的事故，有辆轿车在电灯柱子上撞得稀巴烂，车上男女两人重伤昏迷。警察在现场调查的时候，从路边树丛里跳出来一只猴子。现场的警官看到猴子戴着颈圈，心想它可能是人养的宠物，于是问它："你也是车上的乘客吗？"

猴子居然点了点头，看来是通人性的。警察抱着试一试的心情又问它："出事的时候，车上的人在干什么？"

猴子伸出两个手指，放在嘴巴上。

"他们在抽烟？"警官猜测。

猴子点了点头。

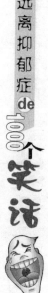

警官接着问："他们还干了什么？"

猴子一只手握拳，假装拿着什么东西往嘴里倒。

"你是说他们在喝酒？"

猴子点点头。

"还有什么？"

猴子撅起嘴巴，在手背上狠狠地亲了两口。

"哦，他们在亲热？"

猴子也点点头。

警官口中念着："事故发生时，乘客在车上抽烟、喝酒、进行亲密活动等等！"将情况都记在本子里。最后他问猴子："那你又在干什么？"

猴子两手前伸，做出一个握方向盘的姿势。

会 说 话

一天，猎人骑着马，带着狗出门打猎。走呀走，走了一天都没有发现猎物，猎人不甘心继续骑着马寻找。这时，马竟然说话了："你都不休息，想要累死我啊？！"

猎人一听，立刻从马背上滚下来，和他的狗吓得没命地逃跑。猎人跑到一棵树下喘气说："到底怎么一回事？马会说话？吓死我了！"

却听见狗拍拍胸口说："对呀！吓死我了，马居然会说话！"

此时只见猎人昏倒了。

不戴帽子

小白兔在森林里散步，遇到大灰狼迎面走过来，上来"啪啪"给了小白兔两个大耳贴子，说"我让你不戴帽子"。小白兔很委屈地走了。第二天，她戴着帽子蹦蹦跳跳的走出家门，又遇到大灰狼，他走上来"啪啪"又给了小白兔两个大嘴巴，说"我让你戴帽子。"兔子郁闷了。思量了许久，最终决定去找森林之王老虎投诉。说明了情况后，老虎说"好了，我知道了，这件事我会处理的，要相信组织哦！"

当天，老虎就找来自己的哥们儿大灰狼。"你这样做不妥啊，让老子我很难办嘛。"说罢抹了抹桌上飘落的烟灰："你看这样行不行啊？你可以说：兔子过来，给我找块儿肉去！ 她找来肥的，你说你要瘦的。她找来瘦的，你说你要肥的。 这样不就可以揍她了嘛。 当然，你也可以这样说：兔子过来，给我找个女人去。 她找来丰满的，你说你喜欢苗条的。 她找来苗条的，你说你喜欢丰满的。 可以揍她揍得有理有力有节"。 大灰狼频频点头，拍手称快，对老虎的崇敬再次冲向新的颠峰。不料以上指导工作，被正在窗外给老虎家除草的小白兔听到了。 心里这个恨啊。

次日，小白兔又出门了，怎么那么巧，迎面走来的还是大灰狼。 大灰狼说："兔子，过来，给我找块儿肉去。"兔子说："那，你是要肥的，还是要瘦的呢？"大灰狼听罢，心里一沉，又一喜，心说，幸好还有 B 方案。 他又说："兔子，麻利儿给我找个女人来。"兔子问："那，你是喜欢丰满的，还是喜欢苗条的呢？"大灰狼沉默了 2 秒钟，抬手更狠的给了兔子两个大耳帖子。 "靠，我让你不戴帽子。"

为什么踢我

那年夏天的晚上，8 岁的大毛独自在家。

突然，传来一阵敲门声，他开门一看，没有人，再朝地上一看，看见一只蜗牛。

那蜗牛对大毛说："我饿坏了，能给点吃的吗？"

大毛大怒，一脚把蜗牛踢了出去。

十年后，还是夏天的晚上，还是大毛一个人在家，还是一阵敲门声。

大毛开门一看，还是那只蜗牛。

那蜗牛气急败坏地对大毛说："刚才你为什么踢我？"

一犬当关

李厂长迁新居，邀下属前往"参观参观"。 小王没明白他的意思，空手便去了厂长家。 刚进门，忽见一犬狂吼猛扑而来，幸有铁链锁住，没有被咬伤。 但是那狗的样子，已吓得小王魂飞魄散，连退数步。 此时，早露不悦之色的李厂长怒叱一声："放肆，不得无礼！"闻语，小王若有所悟。

坐定未几，老王手提洋烟洋酒也至。 始进门，犬便摇尾贴脚而蹭，颇显亲热、友善之意。 李厂长喜形于色："这才像点样子嘛！"

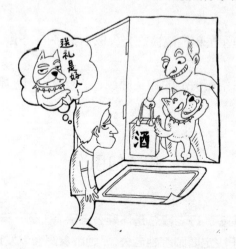

挤 奶

一天，公牛狠狠地把猴子给揍了一顿。

旁边的公驴不解的问公牛："你揍它干嘛啊！"

公牛怒道："那个死猴子竟然学人的样子，提着木桶来挤俺老婆的奶！"

猫和老鼠

猫因为生活所迫在狐狸开的发廊里面坐台。

一日老鼠来到发廊点名要猫陪睡觉。 猫誓死不从。

老鼠怒道："当初追老子追的死去活来，现在送上门了还假正经了！"

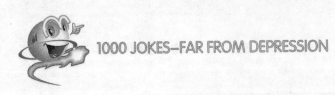

不 怕 了

老鼠："我现在正和蝙蝠谈恋爱，以后孩子们就生活在空中，不怕你们猫了。"

猫冷笑一声，指着树上的猫头鹰说："看见没有，她已经怀上我的孩子了！"

想去勾引谁

有一对老鼠夫妻，母老鼠总是怀疑公老鼠有外遇，但从来没有证据。

有一天她终于决定要跟踪她老公。 她跟着跟着就发现她老公钻进了一堆草丛里，她马上尾随过去。

这时从草丛里钻出了一只刺猬，母老鼠一见气坏了。 她一把抓住那只刺猬，大声说道："死鬼，还说没外遇，擦这么多摩丝想去勾引谁呀？"

TOP 3

医疗笑话乐颠颠

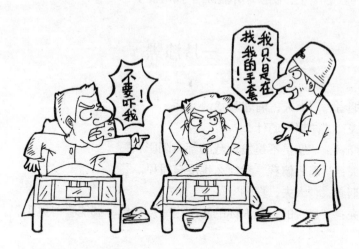

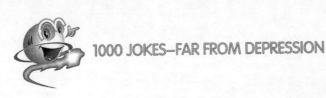
远离抑郁症de1000个笑话

幸亏没穿袜子

有个人在街上被狗咬了一口，痛得哇哇直叫。人们连忙叫来救护车给他包扎，注射狂犬病疫苗。

他看着鲜血从纱布里面渐渐渗出来，突然开心地大笑起来。

"咬得这样，你还开心？"医生瞪他一眼。

"我开心啊，医生！幸亏我没穿袜子，否则不被咬坏了？这就等于我新买了一双袜子！"

骨　折

医生问病人是怎么骨折的。

病人说，我觉得鞋里有沙子，就扶着电线杆抖鞋。有个混蛋经过那里，以为我触电了，便抄起木棍给了我两棍子！

一片漆黑

吸烟者："大夫，请您对我说实话。"

大夫："你想知道什么？"

吸烟者："您是不是发现我肺部有阴影？"

大夫："请相信我，我什么也没有看见。"

吸烟者："大夫，真的？"

大夫："是真的，因为你的肺部是一片漆黑，哪能看得见阴影。"

紧　张

躺在手术台上的患者，看到手术前的各种准备，心里觉得非常不安，就说，"大夫，对不起，这是我初次动手术，所以非常紧张。"

大夫拍拍他的肩膀，安慰道："我也是一样。"

感 冒

坐在医生面前的病人冻得浑身哆嗦。

医生："仅仅为了捞回帽子，你就跳到那冰冷的江水中，要知道，你会冻死的。"

病人："我知道，但我非得捞回我的帽子不可。冬天如果不戴帽子走路，我会感冒的。"

钥 匙

有一家疯人院。一天，院长想看看有多少人病好了。就让护士在墙上画了扇大门儿。

只见一个个病人都疯了一样的往墙上撞。

院长很失望，忽然他看见只有一个病人无动于衷。

院长很是高兴，忙跑过去问他："难道你不想跟他们出去？"

病人答道："这帮傻帽，我这儿有钥匙！"

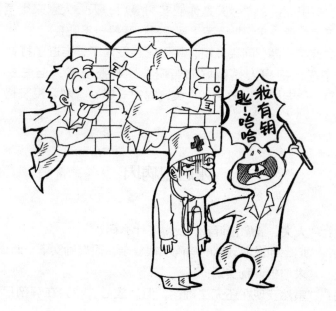

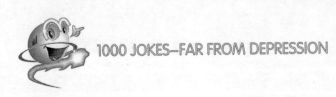
帐单寄给上帝

米洛头昏、恶心、卧床不起，睡了几天也不见好转。 他只能硬着头皮来到住院处。

米洛对住院处的护士说："我是个穷人，请你把我安排在三等病房好吗？"

"难道就没有人能帮助你一下吗？"护士问。

"没有！ 我只有一个姐姐，她是一个修女，也很穷。"米洛告诉护士。

护士听了后，生气地说："修女可不穷，因为她和上帝结婚。"

米洛说："那好，就请您把我安排在一等病房吧。 等我出院时，您把住院费的帐单给我姐夫寄去就行了。"

补 考

老张去打针，好多人等在医院里。 老张等了好久，有点着急，就到打针室门口，听里面说："今天是你们实习最后一天，大家来个考核！"老张一听，下了一跳，实习护士手上可没准，我躲一下吧！

他出去遛了一圈，回来发现医院里已经没人了，走近了打针室他听到"这些孩子呀，把病人搞得好痛苦呀！"老张乐了，走进去说："打针！"里面一位老护士见他后，一笑，向里一喊："刚才没及格的护士，出来补考。"

死后知病因

病人："大夫，请您告诉我，我得了什么病？"

大夫："坦率地说吧，你的病确实很复杂，很难确实下一断语。"

病人："求您告诉我实话！"

大夫："虽然我现在还无法确诊，但你放心，我会在解剖尸体时查明病因的！"

看 病

吴先生嗓子疼。 到医院后，医生说："你的扁桃腺发炎，最好把它切除。

半年后，吴先生腹部又疼了。 到医院后，医生说："你的盲肠发炎了，必须把它切除。"

几个月后，吴先生又来找医生。 医生问："你又哪不舒服了？"

吴先生鼓起勇气说："医生，我实在不敢对您说啊，这次我是头疼！"

拔 牙

病人："拔一颗牙要多少钱？"

医生："3 块钱。"

病人："您可真会赚钱，3 秒钟就要赚 3 块钱。"

医生："如果您愿意的话，我可以用慢动作来给您拔牙，那么可以拔上半个小时。"

老 鼠

有一精神病患者总认为自己是老鼠，在医生的帮助下终于康复了。

出院的那天，这名患者刚刚走到门口，突然有一只猫出现在他的面前，令他目瞪口呆。

医生："你现在已经好了，为什么还那样？"

患者："我知道我已经不是老鼠，但猫知道吗？"

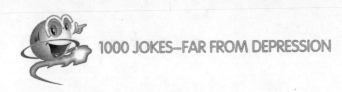

精神病医院

精神病医院，一个病人大声喊道："我是拿破仑！"

"谁告诉你的？"另一个病人问道。

"是里根告诉我的。"第一个病人答道。

"住嘴！里根根本不知道拿破仑是谁！"隔壁病房的患者叫喊道。

"你怎么知道里根不知道拿破仑是谁？"第一个病人问道。

"是上帝告诉我的。"隔壁病房的患者答道。

这时，从走廊里传来医生的怒吼："我从来没告诉过任何人！"

牛 吃 草

有位患者到医院求诊，医生问："你哪里不舒服了？"

患者答："我昨晚做了个梦，梦见自己是头牛在吃草。"

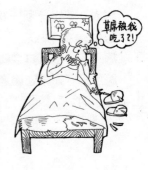

医生便说："你放心，这很正常，每个人都会做梦，梦境和现实是不一样的。"

只见那位患者很紧张地说："可是，可是我起床时发现我床上的草席不见了一半！"

吊 灯

有人参观疯人院时，见一疯子把自己悬在房梁上，还发出"哈哈"的怪笑声，便问另一个疯子："他干嘛要这样！"

"他把自己当成吊灯了。"

"咳，你们医院也真不负责，为什么不提醒他，让他下来呢？"

"那怎么成，他要是下来了，没了吊灯，四周不成了漆黑一片了吗？"

车　祸

一个刚手术完醒来的病人问："我怎么了？"
医生回答说："您遇到了车祸，刚手术过。"
"那我是在医院了？"病人说。
医生回答："准确的说，是您的大部分在医院里。"

诊费太高

心理医生："我最近过于急躁，精神过于紧张，得找个心理医生看看。"

朋友："可是，你不是同行里最出色的医生吗？"

心理医生："我知道，可是我的诊费太贵。"

再来一个

张三的胃病相当严重，必须动手术切除，于是他请城里最好的医师为他动手术。当麻醉的药性过了后，医师前来巡房检查，殷勤地问他："你觉得怎么样？"

张三不解地说："肚子还好，可是喉咙却很痛，这是什么毛病？"医师得意地回答："你先别紧张。我告诉你，当我为你动手术时，碰巧全省各大医学院的高材生前来观摩，你知道这项手术十分麻烦，但是我却很仔细地完成它，手都没有发抖，所以，这次的手术可说是十全十美。当我做好缝合手术时，全场掌声如雷，大家都叫'再来一个'，所以我只好将你的扁桃腺也割了。"

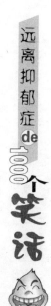

远离抑郁症de1000个笑话

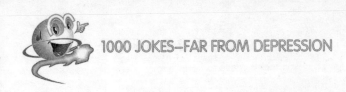

这个孩子不是你的

话说同事那天陪老婆去产检……

然后拍 3D 胎儿照！

照片出来时，夫妻二人很高兴的看着，说话的内容当然不外乎是宝宝哪里像谁哪里又像谁……

正当二人正进行上述甜蜜的对话时，产科大夫对着爸爸说："这孩子不是你的……"

"什么？"

先生的脸马上垮了下来（孩子不是我的……不是我的……）

太太："老公，你要相信我……我没有作出对不起你的事啊！！"

正当二人快要吵起来时，产科大夫说："这张才是，刚才拿错了……"

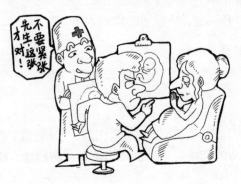

延长生命

一位男子被告知只有 6 个月可活了，他非常着急，"医生。"他问，"我还有什么努力可做的吗？"

"有啊，"医生回答，"首先，把你的所有财产分给穷人；其次，搬到又冷又潮的林间小屋去住；然后再娶一个拉扯着 9 个幼小孩子的女人。"

"这能使我的生命延长吗？"

"不，但它能使这 6 个月成为你一生中最漫长的 6 个月。"

岂有此理

医院的产房外，一群男子正在等着就任新爸爸。

一位护士从产房匆匆走出，对其中一位说道："祝贺你，你太太生了！"

另外一位男子把烟蒂掷在地上，跳起来喊道："岂有此理！ 我比他先到的，为什么还没轮到我？"

盲 肠

有个人得了盲肠炎，但无论如何也不愿开刀。 家人强行把他送到医院，他在痛苦挣扎中还不断嚷嚷："上帝既然把盲肠赐给人，那就一定是有用的。"

"当然有用，"医生说，"要是人类没有那讨厌的盲肠炎，我靠什么买汽车？ 还怎么送女儿到国外留学？"

我们最拿手

医生为汤姆做了长时间检查，仍未能查出他患的是什么病。

汤姆皱着眉头："你们医院的水平就这么差劲呀？"

医生没生气，只是意味深长地说："这样吧，你回去洗一次热水澡，然后在室外走动两个小时，但一定不要穿衣服。"

"这样就能治我的病吗？"

"不。 不过，这样你准能染上肺炎，而我们对肺炎从诊断到治疗都是最拿手的。"

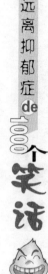

远离抑郁症de1000个笑话

我儿子传染的

太太认为医生的账单太贵了，医生提醒她说："别忘了你儿子出麻疹的时候，我到过你家里出诊八次。"

她反驳说："你也别忘了，是我的儿子把麻疹传染给全校学生的。"

屠宰工和医生

迪克是个屠宰工，结婚10年，一连生了四个孩子，妻子珍妮又是多病缠身，迪克眼看全家6口人，要靠他一个人挣钱养活，只得起早摸黑地干。他穿着白大褂，白天在屠宰场干活，晚上在医院打杂。

一天，他在医院帮忙把某病人推进手术室，该病人恰巧认识他，一见他上前来，忙吓得坐了起来："啊，不！不！！不要屠宰工，不要他来做手术。"

机器出故障

丈夫陪着妻子去医院生产。一到医院，医生就向他们推荐一种能够转移疼痛的机器。这种机器能够把妻子分娩的痛苦转移给丈夫一部分。这对夫妇非常感兴趣，他们决定尝试一下。

于是医生把旋钮转到10%，丈夫感觉良好。他要求医生加大疼痛转移量。于是医生把旋钮调到20%，丈夫依然没有感觉。血压、体温一切正常。

鉴于此，医生决定转移50%的痛苦，丈夫仍然不痛不痒。医生索性把全部痛苦都转移给丈夫，而妻子舒舒服服地生下一个健康的婴儿。当回到家时，他们发现邻居在过道里痛得失去了知觉。

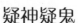

疑神疑鬼

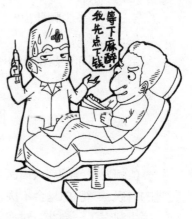

一位老实的乡下绅士来到城市看牙医，医生说要打麻醉，那位绅士马上掏出他的钱包。

牙医："先生，现在不用付钱。"

绅士："喔……我只是想确定一下被麻醉前还有多少钱。"

模样相似

精神病医院的病人对新来的医生说："医生，我们都很喜欢你，觉得你比以前那位医生好多了。"

医生："谢谢，为什么呢？"

病人："你看上去和我们的样子差不多。"

绅士抽烟

一位绅士去看医生，说自己哪儿也不舒服，医生告诉他："您可以到乡下去，呼吸呼吸新鲜空气，散散步，打打球，钓钓鱼，每天只抽半支雪茄，慢慢地，您的身体就会非常健康！"

三个月后，绅士又来了，他告诉医生："您的主意真不错，我现在身体很好。不过，学抽雪茄很难受！"

了无信心

医科学生："爸爸，我想专门学心脏外科。"

老于世故的父亲："人有多少心脏？"

学生："只有一个。"

父亲："有多少颗牙齿？"

学生："32 颗。"

父亲："那你还是学牙科吧。"

肥胖的问题

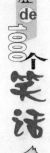

一位颇为肥胖的病人请医生开一种药，使自己得以安眠。 他说："我睡觉的时候，嘴巴总是合不拢，太痛苦了。"

医生观察了一会儿，对病人说："实在抱歉，没有任何药能解决你的问题。 因为你目前的肥胖，使你的皮肤显得太少，当你一闭上眼，你的嘴巴就被拉开了。"

临床实习

医学院学生来实习，主任领着他们来到病房，说："等会你们看一看病人的病情，知道的就点头，不知道的就摇头！"

学生甲先去看了看，摇着头出去了；学生乙跟着去看，也摇着头出去了。 主任看着他们叹了一口气。

当主任正准备领着学生离开时，那个病人突然跳下床抱着他的腿，大声哭道："主任，救救我啊，我还不想死！"

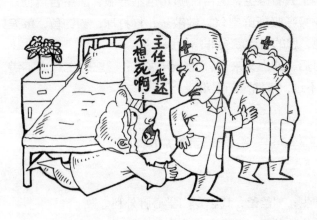

神经病唱歌

一个神经病躺在床上唱歌，唱着唱着，翻了个身继续唱，医生问他："你唱就唱吧，翻身干嘛呀？"

神经病说："傻瓜，A 面唱完当然唱 B 面！"

秃顶病因

一秃顶患者走进一诊所。

"听说您这儿，可以诊断秃顶病因？""是的，当然！"

"大夫，能帮我瞧瞧吗？""哦！ 我明白你的病因了。"

"您的病因是因为，缺氧所致。"

"？"

"您的头在高处对吗？"

"珠穆朗玛锋它顶上长毛吗？ 没有。 那是因为高山缺氧，所以你的病情与它类似，此类病情即使华佗再世也回天无术，恕我无能为力。"

另有所用

"格林先生，我简直不明白。"医生不满地说，"你总请我给你开安眠药，可你怎么每天深夜还总是泡在酒吧里？"

"这你就不懂了，这药并不是给我服用的，而是为我妻子准备的。"

二十年的经验

有一个人去医院看病。

病人："医生，我的大脚趾绿了，你给看看。"

医生："以我二十年的经验，你这是癌啊！ 必须切除。"

没过几天这个人又来了，他的二脚趾也绿了。

医生说："以我二十年的经验这是癌细胞转移啊！必须切除。"

于是又切除了第二个。接下来一个一个的都切除了。

没过几天这个人又来了，他的整个脚都绿了。

医生说："以我二十年的经验，你这是袜子掉色了。"

特制的薄煎饼

某人生病了，去医院看病，医生说他得了一种很罕见的病，必须在房间里隔离，别人不能接触他，从今天起只能吃一种特制的薄煎饼了。

病人就问医生："请问，那薄煎饼会对我的病有特效吗？"

医生说："没有，让你吃薄煎饼是因为：你隔离的房间门缝下只能塞得进这种薄煎饼。"

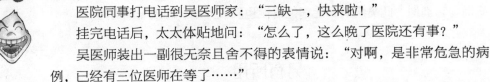

三 缺 一

医院同事打电话到吴医师家："三缺一，快来啦！"

挂完电话后，太太体贴地问："怎么了，这么晚了医院还有事？"

吴医师装出一副很无奈且舍不得的表情说："对啊，是非常危急的病例，已经有三位医师在等了……"

无字天书

老张身体不适去看医生。

医生诊断后写处方，他在处方单上潇洒地写了一个大大的"！"然后交给护士小姐。

老张心里一阵愕然，心想："我以为只是轻微疾病，难道竟这么严重，医生要打起'感叹号'来？"于是连忙请问护士小姐。护士小姐淡然地答道："没什么，打点滴！"

外科医生的医术

第一个说："我给一个男人接上了胳膊，他现在是全国闻名的棒球手"。

第二个说："我给一个人接好腿，他现在是世界著名的长跑运动员"。

"你们的都不算什么奇迹。"第三个说，"我为一个人接上了笑容，他现在已经是国会议员了"。

像你这个样子

小明来到一个精神病医院视察，他问一个病人："是否知道我是谁。"

病人摇摇头。

于是小明大声宣布："我是小明，你们的领袖。 我的力量之大，可与上帝相比！"

病人们微笑着，同情地望着他，其中一个人拍拍小明的肩膀说道："是啊，是啊，我们开始得病时，也像你这个样子！"

把　脉

"你一切都很正常，"内科医生和气地说，"你的身体好极了。 啊唷，你的脉搏像钟一样平稳。"

"可是，医生。"病人嘀嘀咕咕地说，"你的手指是按在我的手表上啊！"

远离抑郁症de1000个笑话

不能用手

一个医生走在街上。

对面跑来个小伙子，撞在医生身上，把他撞倒了。

医生大怒，站起来拉住小伙子，举手就要打。 小伙子忙说："您用脚踢我吧！ 请千万别用手打。"

医生问："为什么？"

小伙子说："人家说您用脚踢丧不了命，可一经您的手就没命了。"

耳朵割掉以后

有一位神经病院的医生问患者："如果我把你的一只耳朵割掉，你会怎样？"

那位患者回答："那我会听不到。"

医生听了："嗯嗯，很正常。"

医生又问道："那如果我再把你另一只耳朵也割掉，你会怎样？"

那位患者回答："那我会看不到。"

医生开始紧张了。 "怎么会看不到咧！"

患者回答："因为眼镜会掉下来。"

爱的是张医生

医院精神科的患者常常会对医生或护士有爱慕的情结。

某日，一位女患者向某男医生走来……

女患者："蓝医生，你爱我吗？"

蓝医生沉思许久（为了不伤及病人以免病情恶化），他说："我们呢，是医生与病人的关系。 因为你生病了，所以我必须要好好照顾你……"

（蓝医生解释了半天,终于解释完）

女患者："蓝医生，你的意思是说你不爱我喔？"

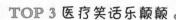

蓝医生（苦思不语）："嗯……嗯……嗯……"

女患者："还好……我爱的是张医生……"

一定有希望

罗杰斯绝望地问医生："医生，请您告诉我真实情况，我的病是没有指望了吧？"

"不，罗杰斯，您不要这样消极，这对您的病是没有好处的。您要知道，这种病虽然十个有九个要死，但毕竟还有十分之一的希望。可喜的是，我医治的这种病患者已有九个，他们全部死了，所以，请您放心，您是一定有希望的。"

拔掉它得用火车头

医生："你的牙是该拔掉了，可它太牢固了，看来拔掉它得用火车头。"

过了几天，医生再次见到这位病人，他的牙已经掉了。

"你的牙怎么拔的？"

"听了您的建议，我把牙拴在了火车头上，结果……"

"牙掉了？"

"不，两节车厢都被我拉出了轨。"

"那你的牙是怎么掉的？"

"让铁路工人给打的。"

神奇的乒乓球

有一个年轻人不小心吞下了一个乒乓球，急忙跑进医院。他要求只做局部麻醉以便能清醒地看到手术过程，他看到医生在手术时，这儿开一刀，那儿开一刀，杂乱无章。

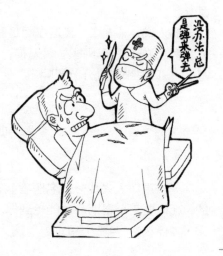

"为什么你在不同的地方切这么多刀呢？"他疼痛不安地问医生。

"因为这乒乓球总是在你的肚子内弹来弹去！"医生不耐烦地回答。

失败的治疗

一天，理德在街上碰见了汉克夫妇，理德问："汉克，上个月你去治疗健忘症的那家诊所怎么样？"

"棒极了，"汉克回答说，"那里的医生教给我一套最先进的记忆法，我现在和以前大不相同了！"

"太好啦！"理德兴奋地说，"那家诊所叫什么名字啊？"

"叫……"汉克左思右想，怎么也想不起来，突然他一拍脑门，问理德，"那种有很多刺的花叫什么？"

"你是说玫瑰？"

"对，就是玫瑰！"

说完，汉克转身问夫人："玫瑰，你告诉我，我上个月去的那家诊所叫什么名字？"

过分劳累

一位眼科医生在给一个人看眼病。

医生说："你这左眼病情不轻，眼珠黑白不清，可能是神经系统紊乱！"

病人说："大夫，我这左眼是假眼，主要是看右眼。"

医生说："怪不得左眼无神，至于右眼嘛，唯一的治疗办法是多休息。一只眼哪能过分劳累呢。"

预 约

一位重病人去找一位名医看病，护士对他说："大夫的日程排得满满的，起码要三个星期后才能轮到你。"

"什么？要三个星期？"病人叫了起来，"没准我活不到那个时候

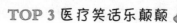

呢！"

　　"哦，那没关系，"护士说，"到时候，你可让家里人代你取消预约。"

奇　迹

　　在一场激动人心的足球比赛中，一个球员左手的两个手指伤得很厉害。球赛结束后，他在回家途中，到一家诊所去治疗。"医生。"他万分焦急地问，"我的手治愈后，能不能弹钢琴啊？"'没问题。"医生向他保证。"太好了，这倒是个奇迹，医生，我以前从来不会弹。"

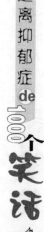

兽医的保证

　　有个人养了条狗，夜里经常狂叫，吵得他睡不着，他想是狗有什么病，便带着它去找兽医，兽医看了看说："它耳朵痛，你让它把这片药吃下去就好了。"说着递给他一片药。

　　这个人让狗把药吃了，可是，夜里狗还是照样狂叫。他又跑去找兽医。

　　"我再给你三片药。"兽医，"一片你给狗吃上，另两片你自己把它吃掉。我敢说，这样，你和狗总有一个会睡着的。"

并非同行

　　护士为患者注射完毕，问道："你是做什么工作的？"

　　患者回答说："和你一样。"

　　护士感到十分惊喜："噢，那么说咱们是同行了。"

　　"不！"患者赶忙解释，"咱们是工种不同。"

　　"为什么？"护士疑惑不解。

　　"我是钉鞋的。"

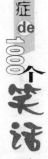

变聪明的药方

有位妇女觉得自己太笨，所以找大夫希望能得到什么变聪明的药，医生收了她 5000 元之后把药给了她。 三个星期之后，妇女回来说药没有用，那位大夫马上把药剂量加倍。

一个月后，妇女回来对医生说："大夫，我总觉得自己被骗了，你的药根本没效！"大夫："哈！ 现在你终于变聪明了！！"

看来还有得救

因为经济不景气，最近精神病人人数剧增。 精神病医院已爆满，为了给那些严重患者保留位置，院长唯有送那些病情较轻的病人出院。 为此，他想到了一个办法：在一间密封的房子里，放着一辆 10 个座位的玩具火车，然后让 10 个病人进去，并对他们说坐这火车他们就可以回家了。 在一次试验里，有九个病人开心地坐上了火车，并高兴的说："呵呵呵，可以回家了……说着便摇着摇着的走。"

正当院长感到失望的时候，他发现了有一个人正用不屑的眼光看着他们。 院长眼前一亮，对他说："你觉得怎样？""这帮简直是疯子！"院长想："这人看来还有的救啊！"于是开心的问他："你怎么觉得他们是疯子呢？""我这车长还没有上车他们就开车了，你说他们还不是疯了！？"

专断的妻子

一个妇女变得十分专断，她的丈夫不得不督促她去找心理医生看看病。 夫人同意了，于是两个人一同来找医生。

丈夫等在外面，过了个把钟头，夫人总算出来了。 丈夫问道："有点好转了吧？"

"没有大变化，"夫人说，"花了我五十分钟才使他相信，如果他那张病床搁在靠墙的一边，看起来一定会舒服得多……"

小 心 肝

病人久患肝病仍不忌酒且好色。

一日正在病房痛饮，这让一芳龄美丽的护士看到。她轻柔走近说："小心肝！"

病人立刻高兴道："小甜心！"

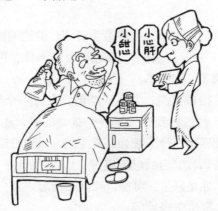

医生的疑问

"请问，比埃尔先生，"一个医生问他的同行，"为什么您在给病人看病时，总要特别详尽地询问他常喝什么酒，你是根据酒的牌子就能判断病人的健康状况吗？"

"不，当然不是。但是根据酒的牌子可以判断病人的经济状况，然后依此来确定门诊的费用。"

香蕉是我拿给夏娃吃的

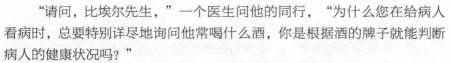

有一个精神病患者自认是上帝，被送进疗养院后，仍旧自称是上帝。

医生又花了近半年的时间，加以诊治，发现他的情况颇有改善，于是便召他到办公室加以检视。

医生拿着圣经,在病人面前读着创世纪,病人仅是微笑点头,没有做声,等到医师念到夏娃受到蛇的诱惑,吃了生命树上的苹果时,病人说:"你错了,夏娃吃的不是苹果,是香蕉。"

医生说:"圣经上明明写的是苹果,怎会是香蕉呢?"

病人笑着说:"香蕉是我拿给夏娃吃的,我怎么会弄错?"

我就是那个裁缝

一天,一个男人愁眉苦脸地去找医生看病,说他的胃痛得很厉害。

医生仔细检查了一下,说:"我高兴地告诉你,你的胃没有任何问题,病因是你太焦虑了,知道吗?"

他停了一会儿,接着又说:"两星期前,来过一个和你患同样病的男人,也是焦虑所致,他告诉我他欠了一个裁缝的钱,还不起,我告诉他,别理它,只当没有那回事,什么都会好起来的。 他按照我的劝告去做了,果然,第二天就来告诉我'自我感觉良好'!"

"是的,医生,他是好了,可是,我就难受起来了!"

"怎么回事?"医生奇怪地问。

"因为我就是那个裁缝!"

神奇的副作用

在一次医学讨论会上,一个内科医生宣布他已经发明了一种神奇的新药。

另一个医生问:"它是用来医什么病的?"

"我们还没药物可医的病。"

又一个医生问:"它的神奇之处表现在什么地方?"

内科医生沉默了一会儿,说:"它的副作用会使病人丧失短期的记忆,为此有好几个病人给我付了三到四次的医疗费。"

参加讨论会的医生全体起立,热烈鼓掌。

条件反射

有个患失眠症的人求医，医生教他："你反复数数吧。 从零数到十再从十数到零，直到感到疲劳为止。"

过了几天病人来找医生说："你教我的是锻炼的方法，而不是睡觉的方法。"

"嗯？ 别的失眠病的可都是治好的。"医生肯定地说。

"我不行，我干过导弹兵，每当数到零，我就从床上跳起来，因为这时导弹发射了。"

不知上哪儿

有位经常丢三落四的科学家乘火车时，正赶上列车员查票。 他找遍了自己的所有口袋也没有找到车票，急得满头大汗。

这时，列车员认出了他是大科学家，说："不要紧，你不必着急，回来时给我们看看就行了。"

"不，我要将它找出来的。"

"你太认真了，其实……"

"不是认真，我必须找到这该死的车票，要不然，我怎么知道我该上哪儿去？"

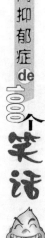

假　眼

有一个人跟他打赌，说："我能用牙咬我的眼睛。"别人不信，赌了一百块钱。

这人的眼睛有一只是假眼，他把假眼摘下来放在嘴里咬着，得意洋洋地拿走了钱。

但是得意忘形之际，一不小心，把假眼给吞了！ 他急坏了，赶紧到医院，找喉科的大夫。 大夫给他检查了一下，说："哎，已经掉到胃里了，你去治胃病的大夫那儿瞧瞧吧。"

到了那里，大夫一检查，说："你这已经到了肠子里了，再换个大夫看吧。"

到了治肠子的大夫那儿，大夫说："咳，下去了，你去肛门科吧。"

肛门科的大夫戴着副眼镜儿，挺热心的，说："小伙子，趴这儿，把裤子脱下来。"

小伙子依言而言，大夫凑过去仔细一看，眼镜儿都掉了，惊叫了一声："天啊！我看了一辈子屁眼儿了，怎么今儿屁眼儿看我？！"

要笑 24 小时

阿公在医院取药，护士小姐说"药效"24 小时。

于是阿公回家就一直笑。

孙子问："阿公，你怎么一直笑啊？"

阿公："护士小姐说'要笑'24 小时呢！"

最好治的病

彼得近一段时间夜里老是失眠，上班时无精打采，差点出了事故。

他到医院问医生："大夫，我得了神经衰弱，白天很想睡觉，一到夜里就毫无一点睡意。您看，用什么方法替我治疗。"

大夫："治你的病很简单，也很容易。"

彼得："有何妙方？"

大夫："从今以后你就上夜班。"

逐渐长大

杰夫动完手术，高兴地说："谢天谢地，我终于度过那可怕的关口了！"

约瑟夫冷静地告诫说："别高兴得太早了！我动手术时，医生忘了取出一个棉花球，害得我再吃一刀……"

罗斯抢着说："瞎，我也一样，只是第二次开刀是为了取一块纱布。"

别克说："给我开刀的医生更棒，把手术钳都留里面了！"

杰夫提心吊胆地说："怎么回事？ 怎么留在肚子里的东西会越来越大了呢？"

"十月怀胎嘛，能不逐渐长大！"

正在这时，医生突然探头进来问："谁看到我的胶皮手术手套了？"

杰夫一听，当场就晕了过去。

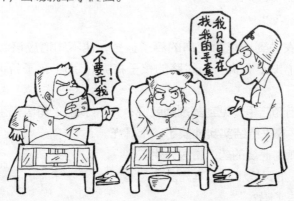

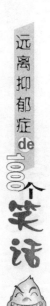

享 受

罗伯特夫人总是闷闷不乐，说头疼得历害，吃药似乎也不管用。 无奈，她丈夫请医生给她做了仔细的检查，又问了许多问题。 接着，医生突然伸出手臂把她楼住，美美地亲了一下。 罗伯特夫人喜眉笑眼，病也好了大半儿。

"看到了吧？"医生微笑着对罗伯特先生说，"这些都是她需要的。我建议你，应该让她每星期四、五和六得到像今天这种享受。"

"噢，"罗伯特先生连忙说，"每星期四和星期五我可以带她来这里，可是星期六不行，因为每到星期六我要去划船。"

新 病

一位得了不知道是什么病的病人十分焦急，求救于一位医生。

医生叫他在化验室外等化验结果。 没过多久，医生满脸笑意地走出来说："先生，我祝贺您。"

病人高兴得差点跳起来："我得救了吗？"

医生说："不是，我祝贺的是，你将死于一种没有先例的新疾病，我们正准备在您死后用您的名字给这种病命名。"

农夫与庸医

有一个农夫到城里为生病的妻子抓药，他不知道应该怎样称呼药剂师。 在药店门口，他向一个过路的孩子打听。 那个孩子告诉他，称呼是"庸医"。

农夫进到药店里，见到药剂师就说："你好啊！ 庸医先生。"

"啪！"农夫结结实实地挨了一个耳光。

"我想抓副退烧的药，庸医先生。"

"啪！"他又挨了一个耳光。

"就这些了吗？"

"对！"药剂师气冲冲地说。

农夫回到家，对妻子说："我把药抓回来了，你起来一下吧！"妻子刚起来，他就使足了劲给了她一巴掌，打得她跌到床下去了。 妻子经这么一打一吓，出了一身大汗，真的退烧了。 妻子的病好后，农夫又进城去找那个药剂师。 他一进药店就对药剂师说："上次抓的药还没用完，剩下的一半我带回来还给你。"说完，他抡圆了一巴掌打过去。

护士的标签

当我在一家医院当护士的时候，我的工作之一就是询问病人是否对什么东西过敏，如果有，我就把它写在一张标签上并把它绕在病人的手腕上。

有一次，当我问一位上了年纪的妇女是否对什么东西过敏时，她说她不能吃香蕉。 令我吃惊的是，几个小时之后，一个怒气冲冲的男人走进护士办公室，吼道："是谁给我妈妈贴上'香蕉'标签的！"

医院证明

百货商店里，布匹柜台前，一女店员按一顾客的要求耐心地将她买的一匹布撕成 2 英寸长的小布条儿。

撕完之后，这位顾客又要求这店员把这些小布条儿打成结，店员打到一半的时候终于受不了了，她说道："难到你有精神病吗？"

"对，我有医院证明。"

女店员：……

病床边的悼念

杰克刚动过大手术，麻醉剂效力逐渐消失，醒过来时，赫然看见两个陌生妇人，双手抱膝，坐在他的床脚的摇椅上。

"对不起，"杰克说，"你们一定找错房间了。"较年轻的妇人转过身来对他说："别害怕，我们决不会骚扰你。去年今日，我父亲在这张床上去世。妈妈和我只想在这里坐一会儿，追悼亲爱的爸爸。"

病得迷糊

医生对病人说："你的病很重，不知道是否治得好。"

病人哀求说："医生，请你想法子救我。复原后我愿意捐 5 万元钱作筹建新医院的基金。"

几个月后，医生在街上碰见那个病人，便问道："身体怎样？"

那人回答："好极了。"

"我刚才打算找你，"医生继续说，"谈谈捐款给医院的事。"

"你说什么？"

医生提醒他："你说过复原后捐款 5 万元的。"

"真的？"那人喊道，"唉，你看，当时我病得多迷糊啊！"

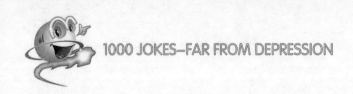

找针眼

病人去医院打针，一进门就表扬护士："昨天你打的针一点都不疼，水平真高。"

他请护士再给他打一针，却迟迟不见护士动手，他提着裤子问："你在干什么？"

护士说："我在找昨天那个针眼。"

安眠药

一位颜容憔悴的病人对医生说：我家窗外的野狗整夜吠个不休，我简直要疯了！

医生给他开了安眠药。一星期后，病人又来了，看上去样子比上次更疲惫。

医生问："安眠药无效吗？"

病人无精打采道："我每晚去追那些狗，可是即使好不容易捉到一只，它也不肯吃安眠药。"

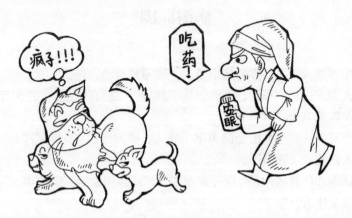

初试身手

一位妇产科医生自己开业了，第一天回家后妻子问他："今天成绩如何？"

医生答道："不算太坏，虽然产妇和婴儿都没保住，但总算把婴儿的父亲救活了。"

摸 错 了

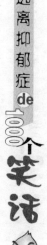

一位妇人抱著 BABY 到一间妇产科。

医生问妇人说："BABY 是吃母乳还是牛奶啊？"

妇人："吃母乳！"

医生："那请你把衣服脱下来！"

妇人："啊！ 为什么？"

医生："请你不用紧张，这里是妇产科，绝不会对你有任何侵犯的。"

妇人半信半疑的脱去了上衣，医生用他的手在妇人的胸部上上摸摸，下摸摸，左搓搓，右揉揉。

对这妇人说："难怪 BABY 会营养不良，你根本就没有母乳嘛！"

妇人："废话！ 我当然没有母乳，我是他阿姨！"

你 先 脱

一内向妇女肚子疼痛，邻居们劝她去看妇科。

就诊时，年轻医生职业性地对她说："请把裤子脱掉。"内向妇女没有动静。

医生又催促她，还是没有动静。 医生不耐烦地又说："请把裤子脱掉，后面还有很多人在排队！"

内向妇女欲语还羞,嗫嚅道："你……你先脱！"

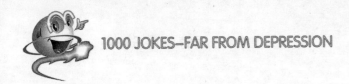
护士的讲话

病人从手术室逃出来找院长："护士讲不要害怕，镇定点，手术很简单。"

院长："这话不对吗？"

病人："可她是对医生讲这话的！"

TOP 4

交通幽默笑掉牙

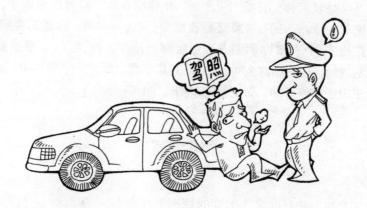

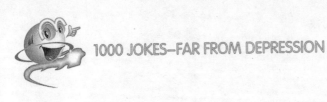

加　码

　　交通警察在公路上截停一名汽车司机。　"你在车速限制为 50 公里的地带超速至 75 公里。"警察说。

　　那汽车司机苦笑着问道："请你改写成我在车速限制为 80 公里的地带把车开到 120 公里行吗？　我正想把这辆汽车卖掉！"

叫　板

　　路边停着一辆宝马，属违章停车。　警察过来，贴条儿，抄单子。　哥们儿从商场出来："你丫不就是警察么，牛什么啊？　不就会贴条儿、抄单子么！"警察看他一眼，没说话，继续抄单子。　"你要真牛 B，甭贴条儿，你直接叫拖车拖走！"警察看他一眼，还没说话。　"牛什么啊！　除了贴条儿吓唬我们你们还会什么！　牛 B 你拖走！"警察抄完单子，打电话，叫拖车。　拖车来了。　警察看着那哥们儿。　"嘿，你还真牛啊！　你真牛，你拖走啊！　借你俩胆儿！"警察一摆手，拖走了。　警察看他两眼，想劝劝他，往后别这么叫板。　哥们儿一翻白眼儿："你牛 B，待会儿你等车主来了你告诉他，你把他的车拖走了！"

野狼 125

　　这天，新贵开着他名贵的保时捷奔驰在路上。　忽然！　一台野狼 125 从后方追上，机车上那位老阿伯骑士还转头对着他说："少年！　骑过野狼 125 没有？"语毕，呼啸而过。

　　新贵一听，相当的火大："小小 1 台野狼 125 也敢跟我保时捷抢？！"于是，油门一踩，加足马力超越了老伯……想不到没过 3 分钟，老阿伯又追上来了。　"少年！　骑过野狼 125 没有？"同样的，语毕，便呼啸而过。

　　"哇咧！　竟一而再再而三的挑衅？！"新贵再度加足马力，快速将老阿伯抛在脑后。　没多久，老阿伯竟又追了上来！　不过这次，就在老阿

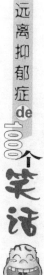

伯要超越新贵时，他摔倒了！并滑了出去。

新贵一看，赶紧下车看老伯的状况……只见老阿伯慢慢坐起，一脸带血的无奈表情对新贵说："少年啊！你有没骑过野狼125？可不可告诉我刹车在哪啊……"

幸　运

乘客对乘务员说："我要到顿卡斯去。"

"这趟车周二不停顿卡斯，"乘务员说，"不过，老兄，我们在顿卡斯换轨时，速度会减慢，我可以把门打开，你跳下去就可以了。车虽然开得不快，可你跳下去后要跟着往前跑，否则会把你卷入车轮的！"

当火车进入顿卡斯站时，车厢门打开，这人一跳下车就往前飞跑，由于心情紧张，他一直跑到了前一节车厢的门前。这在这一瞬间，车厢门开了，一位乘务员又把他拖进了车厢，列车又恢复了正常速度。

这位乘务员说；"老兄，你真幸运，若不是我，你乘不上这趟车的，周二，我们这车在顿卡斯是不停的。"

这是我的屁股

有一天有个婆婆坐车，坐到中途婆婆不认识路了。

婆婆用棍子打司机屁股说："这是哪？"

司机："这是我的屁股。"

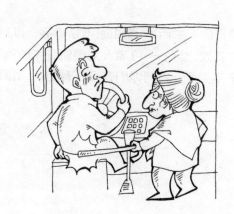

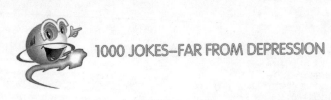

结巴指挥

一司机在倒车，车后有一人指挥着：倒……倒……倒……

突然砰的一声，车撞到墙壁上了，司机下车指责那人说："你不是说的倒吗？ 怎么还撞上墙了？"

那人回答说："倒……倒……倒不了了。"

此人是结巴。

搭　车

阿三从商场出来时，正好碰上局长座驾"红旗"轿车经过。 司机看见阿三，把窗子摇下来，因车里没人，力邀阿三坐上去，送阿三回家。

阿三受宠若惊，赶忙坐到副驾驶的位上，在路人艳羡的目光中，回到了居民区。 "红旗"轿车离去后，阿三又赶紧打的，跑了两站路，回到商场，骑回自己寄存在那儿的自行车。

机场的安检

一架飞机刚抵达某机场，机上的空服员立刻将一个可疑的罐子交给当地的航警。 航警打开一看是粉状的物质，于此把手伸进去沾了一点放在舌尖测试。

"嗯，不知道是什么东西？ 我知道不是毒品，可是也不是糖？"正当空服员和航警在狐疑之际，一位老太太慌慌张张的跑过来。 "我上飞机时带的一个罐子不见了，请问你们有没有看到？ 里面装的是我先生的骨灰！"

拖拉机超宝马的车

有个农民进城办事开了一辆拖拉机，开到半路突然没油了，他就想着找一辆车拖他一段，刚好后面来了一辆宝马，他一招手，还好，那个哥们停下了，那哥们估计喝得有点高，也就同意捎他一段，于是他们商量好了：农民打左手就是速度可以，打右手就是速度太快，受不了了。

于是他们上路了，起先一段，农民都是直打左手，表示速度可以，突然"嗖"的一声，一辆法拉利超过了宝马。这哥们不愿意了，敢超我的车，我追！一加油门箭一样的追了上去，这下不得了了，农民在后面受不了了，只见他直打右手。刚好经过一个交通路口，"刷"的一下，只见一个交警目瞪口呆的傻站在那儿。

回过身来，他向总部报告：报告总部，现在有一辆法拉利和宝马非法赛车，更牛的是，一辆拖拉机想超车！哈哈哈！因为在交通规则里：打右手就是代表超车的意思！

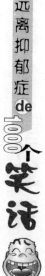

事出有因

两个重伤病人在病房里聊天。

一个人说："我倒霉死了，昨天开着刚买的新车出去兜风，正得意着呢，忽然看到马路前面有一块牌子，上面写什么东西，太远了，没看清楚。我就赶紧开过去，一看，只见牌子上写着：前面有沟，请绕行。可刚看完，我还没反应过来，就连人带车掉下去了。"

说到这，他停了停问："老兄，你怎么也伤得这么重啊？你的伤是怎么回事啊？"那人突然狠狠地瞪了他一眼，说："怎么回事？老子当时正在挖沟！"

飞机驾驶睡过头

某日，一名男士匆匆忙忙地拦了一部计程车，上车后……

司机："请问要到那？"

男士："我要到中正机场，我赶时间，麻烦请快一点。"

司机："赶飞机吗？几点的？"

男士："10 点 20 的。"

司机："别开玩笑了，都 30 分了，飞机又不会等你。"司机笑着
说。

男士："对不起，我就是这班飞机的正驾驶。"

司机："……"

高空球队

一支球队坐飞机去外国比赛，在飞行中，为打发无聊，队员们竟在机
舱里踢起球来。

机长忽然觉得飞机在倾斜，费很大的力气才使飞机平衡，但是仍然颠
簸得很厉害。机长让副驾驶员去看看发生了什么事情。

过了两分钟，飞机恢复了平静。副驾驶回来了。

机长问："他们在干什么？"

"踢球。"

"怎么平静了？"

"我告诉他们，小伙子们，天气这么好，到门外踢去吧，于是……"

警察看过后再喝

甲和乙的车相撞。甲下来看了看，觉得车没多大问题，说算了吧。

乙也笑着说没什么问题，顺手从车上取出一瓶酒。

乙："大哥，车没什么大
问题，喝点酒压压惊吧！"

甲接过酒喝了一大口，递
给乙。

甲："大哥，你也来点
吧！"

乙："我不急，等警察来
了看过以后我再喝。"

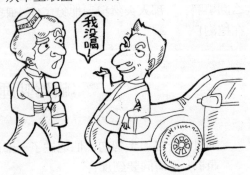

公交车里的点歌人

我在公交车里听到别人打电话到电台点歌，有一个男人打电话进去说："我是外地人，现在回家的车票买不到了，只好在外过年了，我想点首歌。"

主持人问他："你想点歌送给谁？"

我当时还想这还用问，肯定是远方的父母亲人了，谁知道他却回答说："我想点一首陈小春的《算你狠》，送给火车站所有工作人员以及所有票贩子！"

省 油

高空，飞机的一个螺旋浆停了。除了一位首次坐飞机的贵妇人在睡觉外，大家都在祈祷。终于飞机安全降落了。

人们纷纷称赞夫人勇敢。夫人听了真相后，吓得面如土色，惊叫一声："天哪，它停转了，我还以为是为了省油呢！"

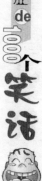

方 向

一位旅游者在车站招手请司机停车，并问售票员："从这里到大观园多少钱？"

售票员回答："5 元。"

旅游者没上车，因为他手里只有 4 元钱，所以他跟着车跑起来。当他在下一站追上汽车时，气喘吁吁地问："这回到大观园多少钱？"

售票员回答："6 元，您跑错方向了。"

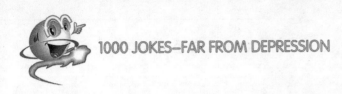

在后面跑跑

一天，我和表哥去赶公交车，好不容易等来一辆，可车上的人太多了，前门根本就挤不上。我们只好在前门刷了卡，从后门上车，可车上的人实在太多，后门也挤不上。

于是，司机大哥就和我们商量："我先发动车，慢点开，你们跟在车后面跑跑。"

我和表哥这个纳闷：这算什么办法啊？可也没有办法，只有跟在车屁股后面跑。眼看车开出大概有十来米，忽然一个急刹车，车上的乘客把持不住身体，全部倒向车的前面去了，后门一下子腾出好大一块地方。

这时，司机大哥得意地招呼我们："快上，快上……"

严重的交通事故

一个人骑摩托车喜欢反穿衣服，就是把扣子在后面扣上，可以挡风。

一天他酒后驾驶，翻了，一头栽在路旁。

警察赶到后……

警察甲："好严重的车祸。"

警察乙："是啊，脑袋都撞到后面去了。"

警察甲："嗯，还有呼吸，我们帮他把头转回来吧！"

警察乙："好……一、二，使劲，转回来了。"

警察甲："嗯，没有呼吸了……"

开 不 远

有位老兄带着妻子及岳父开车经过旧金山的金门桥。刚开过桥，就被站在路边的警察及旧金山市长拦住。

警察满脸笑容地对他说："你是自从金门桥建成后第 5，000，000，000，000，000 个开车过桥的人，市长先生将发给你 5 千美金作纪念。"

那老兄听后高兴得合不拢嘴。

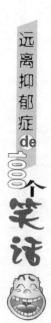

警察问他，"你拿了这5千块钱将干什么？"

这老兄忙说："我正穷得连开车执照都办不起，所以第一件事就是赶快去办个执照。"

他的妻子在一旁听得直急眼，赶快抢白跟警察说："别听他瞎说，他一喝醉了酒就胡说八道。"

一直在车里迷迷糊糊打瞌睡的老岳父这时醒来，看见那警察，气得直嚷起来："你看你看，我早就跟你们说过，这偷来的车就开不远！"

火车上最有意思的吵架

在火车上，一个罗锅和一个秃子不知为什么吵了起来，非常激烈。 忽然秃子停住嘴，仔细地打量着罗锅，说："哎呦呦，我怎么看你那么面熟呢，哦！ 我想起来了。"他伸出手摸着罗锅的后背接着说："您不是那锅炉厂的'高峰'吗？ 你瞧瞧这是怎么了，我俩还能打起来？"

罗锅知道他是在讽刺人，也不甘示弱，把秃子打量一番，也假装想起来了，伸手摸着秃子的光头，说："哎呦呦，我当是谁呢，你不是灯泡厂的'赵（照）光明'吗？"

这时，乘务员来劝架，说："二位都少说几句吧。"

这时，旁边有个独眼龙不高兴了，他想两人吵得那么有意思，你过来算是干什么的？ 他一眼看到那乘务员是个麻子，就说："是呀是呀，就看在乘务员的面子上就算了。"

乘务员一听就急了，回头一看原来是个独眼龙，马上火气就下来了，说："可不是吗，咱们遇到什么事睁一只眼闭一只眼不就没事了吗！"

咔 嚓

有个人，开车来到了一个十字路口，碰到了红灯，于是他就把车停下来，因为超过停止线，所以他就把车后退一下，却听到"咔擦"一声，他觉得奇怪，就把车子往前开了一点，没想到又听到"咔擦"，于是他开始研究这声音哪来的，就在那里拼命的前进、后退、前进、后退，而"咔擦"声也跟着他前进后退一直重复，可是一直找不出声音从哪来的。

过了几个星期，他收到了一些东西，总算搞清楚那些声音从哪发出来的了！ 原来，那声音是红绿灯上的相机快门的声音，而他接到的那些东西是一叠厚厚的罚单……

守法司机

交通警察看到一个司机在大街上吃力的推着汽车，就走过去问："先生，是不是出了什么故障或者是没汽油了？"

"哦，不是这样的，只是因为刚才我发现忘记带驾驶执照了。"

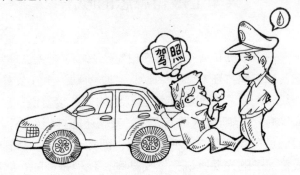

就 撞 你

一天傍晚，在一条偏僻的大道上，一个小男孩骑自行车把一个老大爷碰倒了，老大爷跟小男孩说："路这么宽，一个人也没有，为什么你偏偏撞到我？"

小男孩说："老大爷，你看这条路上，一个人也没有，我不撞你，我难道还有其他人撞吗？"

数学家和社会学家

一天，3 个数学家和 3 个社会学家坐火车。

车厢的工作人员来查票的时候 3 个数学家挤进了厕所，查票的走到厕所敲了敲门，从门缝里伸出一张车票……

等查完票后，3 个数学家便从厕所里走了出来。 3 个社会学家把这件事看了个从头到尾。

又一次，还是这6个人坐火车，等来查票了，3个社会学家也挤进了厕所，听到敲门声便伸出一张车票……

这次敲门的是那3个数学家，他们拿了车票马上又跑进另一个厕所。

我的劳力士去哪了

一个律师开着一辆新买的奔驰车上班，准备向同事炫耀，下车时一辆卡车擦身而过，撞掉了他的车门，律师拿起电话就报了警，警察来后，律师向警察大声吼道："我昨天才新买的车，这一下就全让该死的卡车毁了！"

警察诧异地看着律师说："难道你们律师就这么注重物质上的利益，其它的你们都不关心吗？"

"你们这么说是什么意思？"律师问到。

警察说："你没有注意到你的胳膊肘部以下什么都没有了，你的胳膊被撞断了！"

律师低头一看，不禁发出一声凄惨哀号："完了，我的劳力士怎么也不见了！？"

未被保险

路边的栏杆旁，一青年一边擦着额上的汗，一边神色慌张地看着大街。 这时候，一辆老爷福特车慢慢从街角驶过来。 车内的女人紧抓着方向盘，全神贯注地向前看。 车驶近时，青年拼命地对她做手势，大声喊着。

他对他身边的朋友说："那是我太太在学驾车。"

朋友不解："你要是坐在车上教起来不是更容易些吗？"

"也许。"他回答，"不过，她和那部车都已买了保险，而我还没有。"

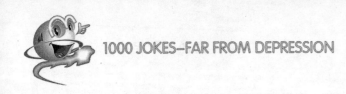

不得入境

阿强是一个非常调皮的孩子。这不，他父母要带他去旅游，到了机场他就玩起了捉迷藏，他躲到一架运牲畜的飞机里。他父母怎也找不到，只好去找警察了。警察叫他们回家等消息，他们只好回去了。

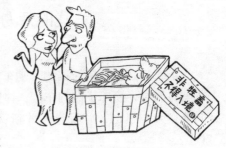

第二天，阿强的家里收到一个箱子，打开一看阿强正睡得香呢。旁边还有一张卡片，是什么检疫局的大印，上面写着：不是牲畜，不得入境！

头等舱不到洛杉矶

一个金发碧眼的女人上了飞机，在头等舱坐下。空姐过来检票，告诉她："您的机票是普通舱的，不能坐在这里。"女人说："我是白种人，是美女，我要坐头等舱去洛杉矶。"空姐无可奈何，只好报告组长。组长对美女解释说："很抱歉！您买的不是头等舱的票，所以只能坐到普通舱去。""我是白种人，是美女，我要坐头等舱去洛杉矶。"美女仍然重复着那句话。

组长没办法，又找来了机长。机长俯身对美女耳语了几句，美女立马站起身，大步向普通舱走去。空姐惊讶不已，忙问机长跟美女说了些什么。机长回答："我告诉她头等舱不到洛杉矶。"

只剩一个引擎

一架 747 客机正在跨越大西洋时，喇叭里传来了机长的声音："旅客们请注意，我们的 4 个引擎中有 1 个出故障了，但剩下的 3 个引擎会把我们带到伦敦的。只是我们要因此晚到 1 小时。"过了一会儿，旅客们又听到机长的声音："各位，你们猜怎么啦？我们刚又损坏了 1 个引擎，但请你们相信我，只要有 1 个引擎我们也能飞，但要晚 3 个小时。"正在这时，一位乘客非常气愤地说："看在上帝的份上，如果我们再损坏 1 个引擎，我们就要整夜都要呆在天上了。"

停车条件

有两个人送一位朋友乘最后一班直达车去伦敦。他俩提着行李把朋友送到车上，但这时火车却开动了，他俩来不及跳下去，便急忙找到列车长。

"那是你们的过失。"列车长说，"你们根本不该上车，我们不能为你们叫特别快车停车。"

"那我们那条狗怎么办？"他俩急得大叫，"狗在车站外面的汽车里。"

"车门是否上了锁？"列车长问。

"锁上了的。"

"车窗关上了么？"

"关上了。"

列车长迅速地翻阅了《特别条款手册》。

"好吧，不能让狗受到监禁的虐待，"他说，"我们可以因为这个缘故停车 1 分钟，让你们下车。"

收 钱

一次乘公交车回家，上车后发现钱包里没有 1 元零钞，一着急，便掏出一张 10 元大票投进投币口。后来越想越觉得窝囊，便跟司机商量，能不能让我守在门口，将下一站乘客本应投进投币口的钱据为己有？司机同意了。

车很快驶到下一站，很多人争着上车。我挡在门口，对第一位乘客说："把钱给我。"对方一愣："凭啥？"三言两语也解释不清，我就说："给我就行了，别的不用管。"对方瞅瞅司机，司机点头默许。于是，1 元钱到手。依法炮制，很快收了 8 个 1 元钱。

接着上来一位大汉，虎背熊腰，剃着板寸，露着刺青。见我拦着他，怒道："干吗呢？ 哥们儿？"

我说："一会儿再跟你说，先把钱给我。"

对方眼珠子都圆了："说啥呢？"

我说："把钱给我！"对方张大了嘴，冲司机问："这小子干嘛的？"大汉堵在门口，后面的人上不来，而车厢里的人急着发车，所以大家七嘴八舌地嚷起来了："瞅什么呢！ 快给钱！"

大汉很快瘪了下去，只见他从口袋里掏出钱包递过来，哭丧着脸说："老大，身上就这点钱，你们人多，我服了。"

车子没油了

丈夫正在家里看电视，突然电话铃声大响，电话里传来妻子焦急的声音。

妻子："老公，这车要是没油了该怎么办啊？"

丈夫："没油了？ 那去加油站加油呗。"

妻子："可是，我不知道还能不能开到加油站了。"

丈夫："那你怎么也不注意着点！ 现在还有多少油啊？"

妻子："我也不知道，反正油表指针都到了最下面的那格的下面了。"

丈夫："啊？ 那你早干嘛去了？ 油表灯亮了你也没看见啊？"

妻子："灯？ 没什么灯亮过啊！"

丈夫："不可能，指针都到那了警告灯肯定早都亮了！"

妻子："那谁知道呀！ 我一看没油了，连钥匙都没插就走了。"

丈夫："不插钥匙？ 那油表指针根本就不动！"

这也是日本制造

通往芝加哥机场的公路上行驶着一辆出租车，车上坐着一个日本游客。

这时，一辆出租车超了过去，日本人喊道："瞧，丰田！ 日本制造！ 多快呀！"过了一会儿，又一辆出租车超了过去。 "看，尼桑！是日本制造！ 太快啦！"又一辆出租车超了过去。 "嗨！ 是三菱！ 日

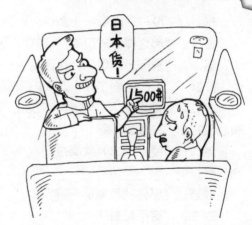

本制造！快极啦！"出租车司机是百分之百的美国人，看见那么多日本车超过自己的美国车，加上那个日本人张狂的语言，不免有些恼火。出租车驶入机场停车场，这时，又一辆出租车超了过去。"是本田！日本制造！快极啦！没治啦！"

出租车司机停下车，没好气儿地指了指计价器，说道："1500 美金。"

"这么近就要 1500 美金？！"

"计价器！日本制造！快极啦！没治啦！"

大妈驾车

一位 70 岁的大妈开着一辆车，载着 3 个也是大妈级的老人，缓缓地开在省道上。交通警察把她拦下来说："大妈，你开这么慢，会影响交通的。"

开车的大妈讲："那个招牌不是写 20 吗？"

交通警察说："那是 20 号公路啦！"

开车的大妈说："喔！喔！那是几号公路而不是限速喔！"

交通警察说："对啦，你后面另外 3 个大妈怎么脸色这么难看？"

开车的大妈回答："我们刚刚从 245 号公路开过来的！"

看热闹的酒鬼

一天夜里，警察对酒后驾驶现象展开严查。喝了一瓶半二锅头的赵二站在警察面前。

警察："请出示您的驾照。"

赵二："给……您。"

警察："喝了不少吧？"

赵二："没……没喝……多少……"

警察："都这样了还没喝？ 重罚！"

赵二："求……求您了，我这是今年第一次……喝……酒。"

警察："卡已经刷了，十五天内去银行交罚款。"

赵二委屈地走出人群拿出车钥匙，哎？ 我车呢？ 不对，我今天为了喝酒没开车，打车来的啊！

赵二："警察同志，我酒是……喝了，但……没开车啊，您不该……罚我啊！"

警察："那你站我面前干嘛？"

赵二："这不是看热闹吗？"

安 全 岛

一位刚学开车的小姐，把车开到了大街上，怎么也控制不住车的方向，最后车子冲进设在街心为行人避车的"安全岛"，才熄火停住了。

警察走过来客气地说："小姐，对不起，你把车开进安全岛了。"

小姐松了一口气说："这下安全了，要不然真会出事呢！"

说漏了嘴

警察："这条路限速40，你超速了，你的车速是60。"

丈夫："不是60，是50。"

妻子："我都看到了，是80。"

丈夫："没你的事，躲开！"

警察："你还没系安全带，执照将吊销一个月。"

丈夫："我系了，您过来的时候，我刚刚解开。"

妻子："你什么时候系过安全带？"

丈夫："闭上你的臭嘴！"

警察："你丈夫平常总是用这种口气对你讲话吗？"

妻子："不是，他喝醉了才这样。"

互换一下

　　阿财刚拿到驾照，便驾着父亲的老爷车上路过把瘾。 一路还算顺利，可是就在一个路口等红灯时，车子竟熄火了。 阿财吓得慌了手脚，眼看就要转绿灯了，可是这车子怎么就是启动不了。 一会儿，后面传来阵阵喇叭声，阿财满头大汗，可越急越不行，后面的车子却很不耐烦地拼命按着喇叭。

　　阿财气急败坏下了车，并朝后面那辆车走过去。 别人都以为一定会发生口角了，但阿财却对车内的人说：“先生，这样好不好，我来帮你按喇叭，你去帮我发动车子怎么样？”

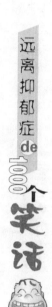

从海底来美国

　　一个吝啬鬼打算到美国去。 用什么办法才能少花路费呢？ 最后，他央求一个开往美国的轮船船长。 船长答应在船上随便给他找个地方。 就这样，没花多少钱，他便横渡了大西洋。

　　当轮船抵达彼岸时，吝啬鬼突然发现有好几个从水底出来的潜水员正爬向岸边。 吝啬鬼立刻后悔了，他不满地对船长说：“你应该把船票钱退给我！ 你为什么不事先告诉我，徒步从海底也可以来美国呢！”

帅哥的责任

　　一名警察把自己的警车停在一间臭名昭著的酒吧外面，准备随时逮捕那些酒后驾车的小混混。 突然，他看见有一个年轻帅哥摇摇晃晃地从酒吧里走出来，费了不少劲才找到自己的车钻了进去，然后开始发动汽车。

　　警察把全部的注意力都集中到了那个年轻帅哥的身上，全然没有发觉酒吧里陆续有人出来开车走了。 等到停车场上的汽车几乎全部都走完了，那帅哥还没有把车发动起来。 这名警察实在忍无可忍，冲过去把那个年轻人从驾驶室里揪了出来，对他进行酒精测试。 测试结果令人震惊，酒精含量是0。

警察要帅哥解释这一切，帅哥说："今天我的责任是负责吸引警察。"

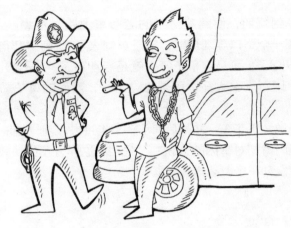

话 匣 子

在飞机上，一个小伙子和一位老人并排坐着。

"请问，现在几点钟？"小伙子问。

老人回答说："我不能告诉你，我要是告诉你现在几点钟，你就会向我表示感谢。 这样，话匣子一打开，就不容易收场了。 再过一会儿，我们就会一道下飞机。 在机场上，你又会请我进咖啡馆，我也会请你到我家去做客，我家里有一个小女儿，她长得很漂亮。 于是你就会爱上了她，她也会爱上你，于是你们就会决定结婚。 可是，你要知道，我决不会把女儿嫁给一个连手表都没有的穷光蛋。"

出发点不一样

一个漆黑的夜晚，乔伊纳终于摸到了路边的一间客栈。 可是乔伊纳上床后怎么也睡不着，因为他的房间正好在店主的马棚隔壁。

第二天一大早，乔伊纳付钱给老板，离开时向他提意见道："马棚在住房隔壁是不好的，将影响健康！ ""嗨！ 你说什么呢？ 先生。"店主回答道，"我这样已好几年了，可马从来没生过病啊！"

轧 什 么

盖克考汽车驾驶执照。

主考官问："当你看到一只鸡、一只狗和一个人时，你轧什么？"

"当然轧鸡！"盖克应声答道。

主考官摇摇头："你下次再来考吧。"

盖克连忙纠正："轧狗！"

主考官还是摇头。

盖克不服气："不轧狗，难道要我轧人？"

"你该刹车才是！"

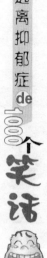

开船之前

琼斯太太："我把什么东西给忘了，可是我想不起是什么东西，请帮我找找好吗，乘务员？"

乘务员："您不会是把护照忘了吧？琼斯太太。"

琼斯太太："护照？嗯，在这儿呢。船票也在这儿……究竟把什么忘掉了呢？"

乘务员："您的行李都全吗？"

琼斯太太："让我看看，1、2、3、4、5，5 件，全在这儿。"

乘务员："照我看，您没有忘掉什么东西。"

琼斯太太："不，我确实丢了点什么，不过实在想不起来了。"

乘务员："您别太着急，反正重要的东西都在。好了，请上船吧，很快就要开船了。哎，琼斯先生到哪儿去了？"

琼斯太太："琼斯先生？噢，我想起来了，我就是把他给丢了！"

停 车 场

一位妇女走过停车场时，看见一辆无人驾驶的汽车正朝自己开来。她飞快地朝汽车跑去，拉开车门，跳上汽车，急忙拉刹车，汽车终于停下

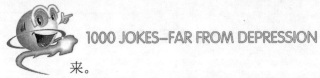
来。

当她下车时，一位穿机械师工作服的人迅速从围拢的人群中挤出，朝她走来。"是我把汽车停下来的！"她自鸣得意。"这我知道，"机械师不满地说，"是我在推汽车！"

难以入睡

一位汽车司机把车停在路边，以便打个盹。当他躺在坐椅上时，有人问时间，他看看表说："快到8点了。"

他刚入睡，敲窗声又响了起来："先生，您知道时间吗？"他只得再次看表，告诉他：8点半了。

敲窗人太多，他根本无法睡好，于是写了个小条子贴在车窗上："我不知道时间！"太瞌睡了，司机再次躺下。

但几分钟后，一位过路人又敲起了窗户："喂，先生，现在是9点差一刻！"

慌不择车

有个醉汉超速驾车，巡警拦截住他，正要盘问他。突然，一辆卡车在旁边翻了，警察迅速转过去处理车祸，醉汉趁机跳上车开跑了。

第二天，巡警找上了门。醉汉以为是来催交罚款的，没想到警察开口便说："先生，请您把警车还给我们，您的车已经停在门口了。"

老 爷 车

有一对夫妻买了一辆老爷车。这辆"宝贝"车进厂修理的时间比使用的时间还长得多，而且每次修理出厂后，都要使劲地推才能勉强发动。

最近，这车子又经过了一次脱胎换骨的大修，但还是走走停停的，妻子埋怨不已，但丈夫却说："亲爱的，我们已该心满意足了，你没觉得经过这次大修，再推起来已经省劲多了吗？"

倒 车

集市上很拥挤。

司机将货装好准备离开，开始倒车。 车后不远处是一卖梨的农民老大爷。 "倒车……倒车……"车内传出女声的警示信号。

不想车倒得太多，车后的老大爷被撞倒，梨也都被压坏了。

司机赶忙下车把老大爷扶起，并连连道歉。

"你闪开。"老大爷一把推开司机。

"我找那女的，都倒到哪儿了，她还叫倒，倒………"

赌性坚强

有一天，小东和小月夫妻俩搭小飞机去观光。 他们的飞机驾驶员对自己的驾驶技术非常有自信，吹嘘说如果这对夫妻坐他的飞机而不叫一声他就输50元。 嗜赌的小东和小月夫妇俩，当下就答应了！ 在天空中，只见驾驶员使出浑身解术连翻了五十几个筋斗，但是却不见后面发出一声哀号。 降落后，驾驶很气馁地说："你们真是厉害！" "嘿嘿！ 认输了吧？"小东说，"不过跟你说哦，刚刚我老婆摔出飞机时我差点叫了出来！"

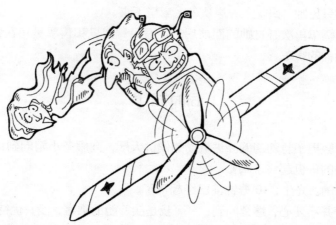

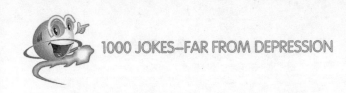

飞 行 员

阿南当飞行员的好朋友阿平跟他借车。

阿南借出之后一直心惊胆颤的。

小明看到就问他："你担心啥啊？ 你担心他出事？"

阿南答道："不！ 我担心我的车子啦。"

"你知道他的职业吗？ 飞行员耶！"

"我怕他超车的时候，不从左超，也不从右超，偏偏直线加速，然后拉起方向盘。"

等 车

有一个女孩下班总是较晚。 一天，下班后她还是像往常一样等待最后一班车的到来，她等呀等呀，这个未班车足足比往常晚了近45分钟左右才见它慢慢地开了过来。

她在站台上等车停下，可是车从她面前过并没有停下，而且还在慢慢地走，她着急了，几步追上了正在行驶的车辆。 她找了一个位置坐下，这时她发现车里面一个人都没有，连司机售票员都没有，可是车还在慢慢的向前走着，她哆嗦着站起来前后左右的看了看，还是看不到一个人。

这时只见她"妈呀"一声从车上窜了下来。

当这辆车再次开过她的面前后，她看见：司机和售票员正在费力地推着这辆抛锚的客车。

同时起飞

一年轻男子急匆匆的冲进机场的侯机大厅，向服务小姐问到："8：30飞多伦多的班机起飞了吗？"

"是的，先生，10 分钟前已经起飞了。"

男子并不死心，继续问到："可我是头等舱的乘客，没有优待吗？"

"是的，先生。"服务小姐不紧不慢的说，"头等舱和经济舱同时起飞。"

买 票

北京的公共汽车上，一外地人向售票员伸出 10 元钱的票子就说："见过吗？ 见过吗？"售票员不理。

外地人再说："见过吗？ 见过吗？"售票员按住火，仍然不理。

如此反复，售票员终于勃然大怒，伸出一张 50 元的票子戳到外地人的眼前，大喝一声："你见过吗？"

外地人见状大惊失色，抱头鼠窜，嘴中直说："北京的售票员怎么这样呀？"

众人不解，一问才知，该外地人要买票，说："建国门、建国门！"

箱 子

科恩和格林坐在火车上，科恩头上方的行李架上放着一口大箱子。 乘务员来了，对科恩说："这口箱子不能当作手提行李随身带，必须托运。"科恩坚决不同意拿去托运，经过一番争吵之后，科恩依然态度强硬。

查票员来了，也无结果。 火车到了某车站，他们叫来了警察。 警察吼道："你必须立即把箱子拿去托运。"

科恩："不。"警察大怒："为什么不？"

科恩："因为箱子不是我的。"警察等人全傻了，"那么箱子是谁的？"

"我的朋友格林的，就是这一位。"警察、乘务员、查票员一齐冲着格林怒吼："你，你，你，你为什么不托运这个箱子。"

格林说："你们谁也没有对我讲过呀。"

首创纪录

琼斯正在地里干活，突然听到轰隆一声响。 他抬头往旁边一棵树上一看，只见一架小型飞机挂在树顶上了。

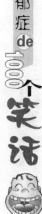

"你在那上面干什么？"他问飞行员。飞行员没有受伤，正从树上往下爬。

"我想创造一项新纪录。"飞行员悲伤地说。

"哦，"琼斯说，"你是第一个不从树下爬上去，而从树上爬下来的人。"

难以承受

一位放假中的空服员搭乘 A 公司的飞机准备到欧洲渡假。飞机当时经过暴风雨地带，摇晃得非常厉害。她的旁边坐了一位男士，该男士紧张地抓着前面的椅背，脸色苍白又不断地冒冷汗，眼睛紧盯着窗外大力摇摆的机翼。

这位空服员就试着告诉这位男士，她有很多年的飞行经验，经历过很多不寻常的航程，同时她也告诉他，一切都在机长的掌控下，没什么好担心的。"小姐"他回答，"我是 A 公司的工程师，当初在设计时，这架飞机的机翼是不能承受这种幅度的摇摆的。"

生 命 线

一位姑娘拦下一辆汽车要求搭车。司机说："可以，只是我要看看你的右手。"姑娘把右手递过去，司机仔细看了看，说："好吧，你的生命线很长，请上车。"汽车启动了，姑娘感到奇怪，问到："你干嘛看我的生命线？""我的车……刹车坏了……"

百万元的巨款

有个上班族临时要停车，当他停好车的时候发现他居然停在红线上，为了不被拖吊，所以他就写了一张便条夹在车窗上，内容是："拜托！借停一下！事关百万元之巨款！"

当他回来的时候，发现了夹在车窗上的罚单，同时也发现了另外一张便条，写着："在这种情况下，罚你几个钱你是不会在意的！"

老 师

一位年轻女士因开车闯红灯吃了罚单，被带到交通法庭接受处罚决定（美国违反交规的处罚决定由法官作出）。她向法官解释说自己是个老师，要求法官尽快放她走以便不耽误上课。

听到这里法官双眼猛然放光，他说："哦，您是学校老师？小姐，我的平生夙愿总算可以实现了。这么多年来我一直盼望着本庭上能有学校教师光临。现在请您坐到那边的桌子上，把'我再也不闯红灯了'这句话写上五百遍！"

考 驾 照

在纽约，考摩托车驾驶执照时要求应考者通过一条约两英尺宽的S型狭窄路线，而且规定车轮不能碾到边线。

一天，一位多次考试都没通过的老先生再次参加考试。轮到他时，他并没有骑上摩托，而是推着走。考官问他为什么这么做。他说："哼！在纽约你根本没有机会看到这么弯曲的道路，而且万一你碰到了，你可以下车推着走，没有一条交通规则禁止你这么做。"

丑 小 孩

有一位漂亮的小姐，手上抱着她的小婴儿，在火车上。经过一对老夫妻面前，老太太看了小孩一眼，便小声地对老先生说："唉唷！没看过这么丑的小孩！"想不到，这么小声的话，竟然被小姐听到了，她难过极了，找到坐位后，便抱着小孩哭了起来。

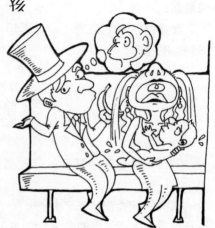

火车经过下一站，一位年轻人上车，刚巧坐在小姐旁，看见她在啜泣，就说："小姐，你怎么啦？是不是有人欺负你？"小姐由于伤心，仍不停地哭泣。旁边的先生不知该怎么办，只好说："小姐，你长得这么漂亮，不要哭了啦！哭会变丑喔！"小姐一听到丑字，情绪完全失控，哭得更加伤心。

最后，先生没办法，只好从他的背包，拿出一根香蕉，对小姐说："小姐，你不要哭了啦！来，这根香蕉给你的猴子吃。"

恕不解答

"1张全票，1张半票。"一位女乘客说。

售票员注视她身旁的一个男孩片刻，说："他一定已达12岁了，请你替他买全票。"

"喂，我结婚才10年，他怎么可能是12岁呢？"

"夫人，"售票员说，"我只负责售票，你的私人问题恕我不想解答。"

阔　少

一天，一个非常富有的阔少爷在公路上超速，被一个女警察发现。那位阔少爷很不愿意地把车停了在一边，不耐烦地说："你知不知道我的爸爸是谁？"

女警察客气地答道："对不起，先生，这我可帮不到你，你有没有试试问你的母亲？"

修　车

部长坐着专车去开会，驾驶员是位女士。突然，汽车出了故障抛锚了。

司机仔细检查了车，并想道："身为女人，我不该修车，可是作为司机我有责任去做。"说着就钻到车子底下去了。

过了几分钟，部长耐不住性子了，也从车里钻了出来说："作为部长，我应该坐在车里等，可是身为男人，我有义务去帮忙。"说着他也爬到了车下。

一个警察从此地经过，说道："对不起，打扰你们了，作为过路人我没必要去管，可是身为警察我有必要提醒你们，你们的汽车早就被人弄走了。"

土匪航空

某日，一位小女孩子搭某航空公司飞机从台北飞高雄，刚好小女孩的姐姐是在这班飞机上当空姐。

姐姐在家里向小妹交代："上飞机不要吵别人，不要乱要东西给别人增加麻烦。"小妹在座位上安份守己乖乖地坐着，但姐姐的同事却认出了小妹，特别拿了罐可乐给小妹妹喝。

姐姐在不久后过来巡查时看到了，顺手就拿起手上的报纸卷起来，在妹妹头上就是一棒，说道："就叫你不要麻烦别人了，你还不听！"

这班飞机的后舱在整个旅程都安安静静，目睹这一切的旅客没人跟空姐点饮料或是要报纸。

车 厢 里

某公共汽车终点站上，停靠着一辆待发的汽车。 车上的座位已坐满了人。 这时，坐在车身中门座位上的一位妇女起身向前门售票员处买票。与此同时，中门上来一位女同志，见有空座位就坐下了。

那位去买票的妇女返身回来发现自己的座位被别人占了，顿时横眉竖目大声道："下蛋不勤占窝倒挺快。"

那位坐着的女同志先是一愣，转眼看到她手中拿着的车票，突然像是明白了什么，一边起身让坐，一边道歉："对不起，耽误您下蛋了。"

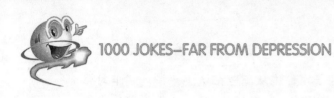

蚂 蚁

一个人从未坐过飞机。 当他坐到飞机里的时候，面孔吓得发白。 听到发动机的响声，他紧紧抓住椅子的扶手，闭上眼睛。 五分钟时间，他好像过了一个世纪。 听不到任何声音后，他才慢慢睁开眼睛，大胆地从窗口向外了望。

"真了不起，"他向邻座说，"飞得这样高！ 您看，这些人全像蚂蚁一样。"

"我只能告诉你，"邻座冷冷地说，"这些都是真蚂蚁，飞机还没有起飞呢！"

理 由

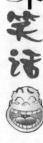

一位年轻的女士坐在抛锚的车里等待有人能给予帮助。 终于两个男士来到她的面前。

"我的汽油用完了，你们能帮忙把车推到加油站吗？"

两名男士立即上前卖力地推车，这样他们推着车越过了几个街区。 过了一会，一名筋疲力尽的男人抬头一看，见他们刚刚路过了一个加油站。 "你为什么不把车拐进去？"他大声喊着。

"我决不去那儿！"女士大声回答，"他们那儿的服务态度不好。"

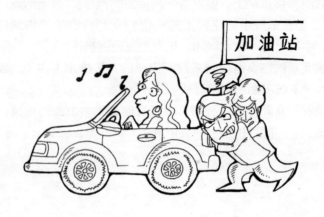

凑满一飞机

新婚之夜，新郎对新娘发誓："亲爱的，我会爱你一生一世，如果我做了对你不忠的事，情愿接受上帝的惩罚。"

不久，他就做出了背叛妻子的事情，却一直平安无事。终于有一天，在飞机上遇到了风暴，他记起了自己的誓言，忙跪下大声的祷告："上帝啊，虽然我罪不可赎，但请你看在其他乘客的份上，暂且饶恕我吧！"

突然，耳边响起一个可怕而疲惫的声音："什么无辜？你以为这些年来我在闲着吗？凑满这一飞机人我容易吗？"

远离抑郁症 *de* 1000 个 笑话

我是来问路的

一天，小芳在路口等小叶骑摩托来接他。

没多久，一辆摩托车停在小芳前面，小芳马上跳上后座：（捶着安全帽）"怎么这么晚？都超过 30 分钟了耶！"

骑士把安全帽罩子打开："小、小姐，我是来问路的，请不要打人！"

安全证据

有一人乘飞机去看望自己的女儿。他突然发现，邻座一位乘客紧张得哆嗦起来，于是他决定安慰邻座。

"你为什么如此不安？"他说，"如今乘飞机是绝对安全的，坐汽车反而危险得多，前不久，我的一个相识，平平安安地坐着汽车在公路上行驶，突然有那么一架飞机坠落在他头上！"

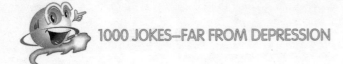

长宽不分

飞机在一个新建的机场降落时，驾驶员把全部制动器都推到了头，还险些冲到跑道的外面去。 他从驾驶舱的小窗眼向外一看，吓了一跳，"天啊，地上竟有这么短的跑道！"

领航也伸出头来看，他说："唷，长虽不长，可宽着哩！"

坐火车

一天，汤姆正坐在去华盛顿的一列火车上，车厢内只有他一个人，当列车在一个车站靠站时，车门打开，上来一个大汉，用刀抵住汤姆的颈部威吓道："要钱还是要命？"

汤姆吓的浑身抖抖索索地回答："我身上一分钱也没有。"

大汉恶狠狠地问："那你为什么发抖？"

汤姆哭丧着脸说："我以为你是检票员。"

互 助

一个跳伞员跳出机舱后，却怎么也打不开降落伞，毫无希望地飞速下坠。 在离地面六百米的空中，他遇上了一个被一阵爆炸气浪掀上天的妇人。

跳伞员拼命向那妇人吼道："你能打开降落伞吗？"

"不！"妇人回叫道，"除非你会修液化气炉，我才帮你打开……"

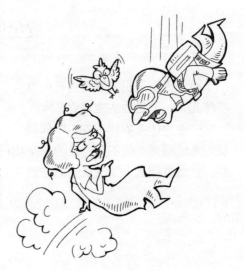

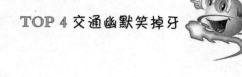

经济问题

在拥挤在公共汽车上，老王一只手提提包，另一只手抓着扶手。他身后有一漂亮的妙龄少女，随着汽车的行走，忽而把身体贴在他的背部，忽而又用一只手扶着他的肩膀。

老王回过头，又见她挑逗地一笑，老王感到很舒服。汽车到站，少女下了车，老王还恋恋不舍地望了她一眼。汽车开出很远，老王还沉浸在甜美之中。

忽然，他发现衣袋里的钱包不见了，恍然大悟道："这女人，我以为是作风问题，没想到是经济问题。"

也不是新手

这天中午，在道尔顿大街钟楼附近又发生了一起车祸。但这次却是罕见的幸运，被撞的行人脚上仅有几处擦伤，而且都不大严重。

司机照例停下了车，在警察到来之前，他恼怒地对行人喊道："为什么不注意？要知道我是个熟练的驾驶员，开车 7 年从没出过事！"

行人闻言大怒，立刻接过他的话头说："可我也不是新手，我步行已 46 年了！"

关 节 炎

某天有一个醉汉上了一班公交，坐在一个神父身边。这个醉汉的衬衫很脏，而且脸上布满了女人的红唇印，口袋里还放了个空酒瓶。他拿出份报纸看了一会儿问神父说："神父，得关节炎的原因是什么？"

"它是因为浪费生命、和妓女鬼混、酗酒和不自重所引起的。"神父如是说。

"噢，我真该死！"醉汉喃喃地说道。

神父想了一下觉得不对，向醉汉道歉道："对不起，我不应该这么直接。你患关节炎多久了？"

"不是我，神父，是报纸上写着教皇得了关节炎。"

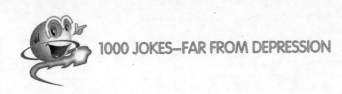

决不后退

军营里的一个上尉，刚学会了驾车就迫不及待地把车子开到了大街上。

来到十字路口，红灯亮了。 交通警示意他把车子往后退一点。

可是上尉还没来得及学倒车，只好硬着头皮把车子又往前开了开。

警察大怒，吹起警哨赶来制止，上尉只得把车停住。 面对警察的责骂，他大声回答：“我是军人，只能前进，决不后退！”

搞错对像

有一天我去上班，不知道怎么回事，那天的公共汽车特别的拥挤，而我刚刚好就站在车门边。 不知道司机怎么会突然来个急刹车，我突然想起了车门边第一个位置的前面有一道横梁的把手，于是大手一伸就去抓，谁知道那么巧就抓住了女售票员的腿。 她大叫一声：“你干什么。”我红着脸说：“对不起，我还以为你这里有个把儿呢。”她大笑：“真是笑死人了，我‘这里’怎么会有个把儿呢。”

飞得太低

杰特在公路上驾车疾驰，速度快得吓人。 差点出交通事故，可他仍然没有放慢速度，像头发了疯的公牛一般在路上横冲直撞。

警察费了好大的劲拦住那辆车，气喘吁吁地说：“喂，你违反了交通规则！”

杰特略带歉意地说：“对不起，我是不是开得太快了？”

警察说：“不是开得太快，而是飞得太低了！”

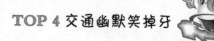
坐车不付钱

一青年骑着单车，穿胡同过小巷，一不小心，前轮钻入一老头跨下。

老头还算灵敏，紧紧抓住车把，连声喝道："停车，停车……"

奈何车没闸，带着老头不减速，直到撞上一堵墙。

老头心有余悸，惴惴不安地说："坐车不用付钱吧？"

TOP 5

生意场上开心笑

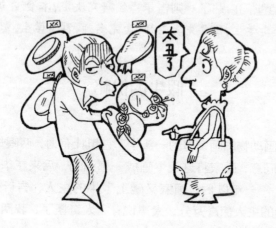

医生饿死了

一位房产经纪人为了推销房子，喋喋不休地向客户夸耀这栋楼房和这个居民区。"这是一片多么美好的地方啊，阳光明媚，空气洁净，鲜花和绿草遍地都是，这儿的居民从来不知道什么是疾病与死亡。"

正在这时，一队送葬的人从远处走来，一路上哭声震天，这经纪人马上说："你们看，这位可怜的人……他是这儿的医生，被活活饿死了。"

卖完为止

学校有大小两食堂，大食堂为学生食堂，小食堂为老师食堂，因为小食堂供应炒菜，许多学生过周末、过生日时便跑到小食堂来打牙祭，常常弄得老师反而吃不上饭。

为此，小食堂门口贴了一则告示：经研究决定，本食堂专卖老师，考虑到实际情况，兼卖学生，但要先卖老师，卖完老师，再卖学生，卖完为止。

假牛的价格

有位擅长画动物的画家看到一头牛，它粗壮有力，两眼炯炯有神。征得牛的主人的同意，画家将这头牛画成一幅油画，后来在华盛顿艺术画廊卖了500美元。一年以后，画家又碰上了牛的主人，告诉他那幅画卖了500美元。牛的主人惊奇万分，大声说："太奇怪了，我两条真牛也卖不了你那一条假牛的钱！"

鱼翅肉羹

有一个人在路上看到两家卖肉羹的摊子，一家的招牌写着阿荣肉羹，另一家写着鱼翅肉羹，生意比较好。他心想有鱼翅可能比较好吃，于是便叫了一碗鱼翅肉羹。 可是他吃半天只吃到肉羹而没有鱼翅，便叫老板来。

客人："老板你这鱼翅肉羹怎么只有肉？"

老板："不好意思，小弟的名字叫鱼翅！"

结 账

一位顾客慢条斯理地在餐厅中用餐，然后他吃水果，抽香烟。

当侍者把账单送上时，他摸了摸口袋，假装惊慌失措地说："糟糕，我的钱包不见了。"

侍者面无表情地问："真的吗？"于是他把这个男人带到门口，大声命令他："蹲下。"然后用力一脚，把他踢到门外。

这时，坐在另外一张桌子上的一个顾客，自动地走到门口。 同样地蹲下来，然后回头对侍者说："结账。"

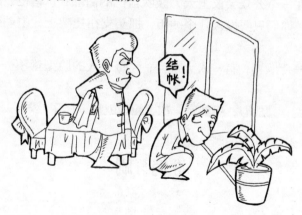

卖啤酒的"窍门"

一个顾客在酒店喝啤酒。 他喝完第二杯之后，转身问酒店老板："你们这儿一星期能卖掉多少桶啤酒？"

"35桶。"老板得意洋洋地回答说。

"那么，"顾客说，"我倒想出了一个能使你每星期卖掉70桶啤酒的办法。"

老板很惊讶，急忙问道："什么办法？"

"这很简单，你只要将每个杯子里的啤酒装满就行。"

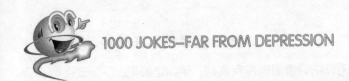
订书电报

一位书店老板向雅加达的一家出版社拍了一份电报：

"请速寄一批《信奉上帝的人》来。"

第二天，他收到回电：

"雅加达没有信奉上帝的人，据悉马尼拉也没有，请与新加坡联系。"

自动刮脸机

推销员在一个公众会议上大力鼓吹自己的商品："诸位，这种自动刮脸机好极了，你们只要投入几个硬币，把头支在托架上，电动剃刀就会自动开始刮脸。"

听众中一片欣喜，有一人大声问："每个人的脸型都不一样，剃刀如何处理？"

推销员说："放心，只要剃一次，脸型就都一样了。"

推销牙刷

推销员向一位女士推销牙刷："你只要接上电源，把这个牙刷伸进口中，完全不用动手。价钱稍贵了些，但方便极了。"推销员说得天花乱坠，女士有点动心了，但还嫌贵。

推销员毫不犹豫地取出了另外一只牙刷，它与前一把牙刷完全一样，他又对女士说："这把牙刷也是自动的，它不但便宜，而且不用电。刷牙时，你只需把牙刷用手拿着伸进嘴里，不停地摆动头就行了！"

卖上等茶叶

有三个人买东西。

店主问第一个人："你要什么？"

"我要一包上等茶叶。"

于是，店主架上梯子，爬到楼上拿了包茶叶下来。

问第二个人："你要什么？"

"一包上等茶叶。"

店主有些埋怨他怎么不早说，于是店主只好又架梯子，爬了上去。

问第三个人："你也要一包上等茶叶，是不是？"

"不是。"

店主听到不是就下来了，把东西给了第二个人。

问第三个人："那你要什么？"

"给我来两包上等茶叶。"

聪明的推销

在一户人家门口，一个推销员死缠不休地说："我相信一定有你用得着的东西，像刷子、汤勺、铅笔、脸盆……"

主妇非常厌烦地回答："不要，所有的东西我都有了。"

最后，推销员拿出一张印好的小纸牌说："那么，这个你家里总需要一张吧？"

主妇一看，上面写着："不准敲门推销！"

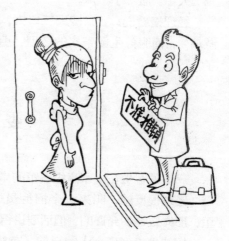

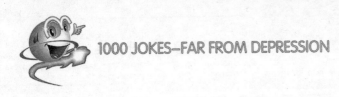

幸 运

某商店有强盗光顾，第二天，店主对来查案的探员说："感谢上帝，幸好强盗不是前天晚上而是昨晚来的。"

"这有什么不同？"探员问。

"昨天早上，我把全部商品降价40％，要是前天晚上来，我的损失可大了。"

四大名著

小区附近新开了一家餐馆，打出了"四大名煮"的招牌，大丁特地约了几位朋友一同前往品尝。酒足饭饱之后，他们还没有看见什么"四大名煮"，于是大丁忍不住叫来了大堂经理，问个明白。

大堂经理眨巴着小眼睛，呵呵一笑说："你们看，这餐馆内满墙壁红绸布大宫灯，人在其中，如梦如幻，算不算'红楼梦'？"

大丁"哦"了一声。

经理接着说："二楼那三口锅，就叫'三锅演义'，锅中的便是'西游鸡'，而服务生倒茶水的造型，更是我们餐馆的一绝，就叫'水壶转'了。"

委 婉

一位顾客坐在一家高级餐馆的桌旁，把餐巾系在脖子上。

经理很反感，叫来一个招待员说："你让这位绅士懂得在我们餐馆里，那样做是不允许的，但话要讲得尽量委婉些。"

招待员来到那个人的桌前，有礼貌地问道："先生，您是刮胡子，还是理发？"

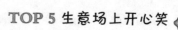

凉的咖啡

有一天，一位客人来到一个饭馆里，他问服务员："有凉的咖啡吗？"服务员说："没有。"

第二天，那位客人又来了，问："有凉的咖啡吗？""没有。"服务员说。客人走后，服务员准备了一杯凉咖啡。

第三天，那个客人来了，问："有凉咖啡吗？""有。"服务员说。客人说："太好了！请给我加热。"

生 意 经

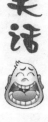

一对夫妇，在车站边开了一家酒店，每天总是开到深夜 12 点，等客人喝完酒，才关门打烊，乘上最后一班车，。

一天，已经到了凌晨 2 点，一个男客仍然没有离开，他伏在桌上睡着了，还打着鼾。

老板娘太困了，便要丈夫去叫醒他。她丈夫走到厅里又走回来，过了一会又走出去，又走回来，如此来来回回好多次。

老板娘不耐烦了："你已经出去 6 次，为什么还不叫醒他？太晚了，快请他走！"

"不，不要让他走，"老板得意地笑着说，"你看，我每次去叫他，他总以为是找他结账，就掏出一张 5 元票子给我，然后又接着睡，现在我已经收了 6 张。"

广 告 费

有一妇人到报馆的广告部，要登一段讣文，她说丈夫刚死了。

"你要登哪一种讣文呢？"广告员问。

"随便好了。"妇人红着眼睛答。

"那么就刊在第五版吧。"广告员建议说："我们是按寸收费的，每寸 5 元。"

"天呀，那岂不是要花费一大笔钱？"妇人吃惊地说，"我的丈夫有 6 尺 5 寸长啊！"

广告上的

司马先生请人吃饭，找好了一家正在做广告有优惠的饭店，吃了一半，司马先生问招待"不是说消费满 1000 元，送四盘大菜的吗，怎么还不来。"

招待就去催了，一会儿，四个少女端着四大盆萝卜来了，司马先生不高兴了，问："怎么上这个，广告上不是有螃蟹和鱼吗？"

招待说："废话，广告上还有小姐呢！"

回　报

一小群爱开玩笑的人经常在同一家饭馆里吃饭。 他们总爱和侍者开玩笑，他们时而把水倒掉，却说侍者没送水来；时而把餐巾藏起来，等等。每一回他们都能想出新的花样，可侍者从不抱怨他们的这些行为。

有一天，他们吃完饭，给了侍者一笔可观的小费，并且对他说："你是个好样的，我们多次开你的玩笑，你也不生气，从今天起，我们再也不这样做了。"

"谢了，"侍者说，"那我就再也不往你们的咖啡里掺鞋油了！"

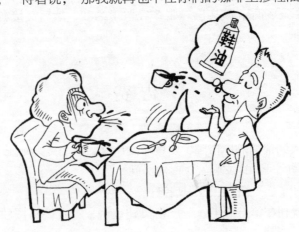

销售策略

被某饮料公司派往中东开拓市场的销售员垂头丧气地回来了。

销售员解释说："我制作海报时非常自信，那里的人不知道我们的饮料，我以为能够轻松占领市场。 我不会讲阿拉伯语，于是用三幅画介绍我们的饮料。 第一幅画是一个人在沙漠上爬行，气喘吁吁；第二幅画是那人喝完饮料；第三幅画是那人精神焕发。 制作好海报后，我就四处张贴。"

他的朋友说："应该很有效果才是。"

销售员说："哎，没想到阿拉伯人看书是从右往左看的！"

在珠宝店里

一个礼拜五下午，一位英俊的男人和一个漂亮的年轻女人来到一家珠宝店。

"老板，看看你有些什么样的钻石项链。"男人对店主说。

店主拿出所有的项链。 男人仔细欣赏比较后，挑中了一条最漂亮的。

"我们要出城度周末，我礼拜一来取，这样你也有时间查查我的信用卡。"男人对店主说。 说完这对男女就离开了珠宝店。

店主查了查信用卡，发现那男人名下仅有 12 美元。 等到礼拜一那男人来时，他把情况告诉了对方。

"我根本就没打算买。 谢谢你帮我安排了一个美妙的周末。"

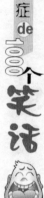

连 环 画

三个年轻人走进一家酒店喝啤酒。 服务员向他们要身份证，因为按当地的法律规定，只有对成年人才供应酒。

其中两人马上拿出证件，第三个人却因还不到法定许可喝酒的年龄，摸了摸口袋，无可奈何地拿出一张图书馆借书卡，问服务员能否通融一下。

服务员对他笑笑，然后大声招呼柜台后边的掌柜说："两瓶啤酒……外加一本连环画。"

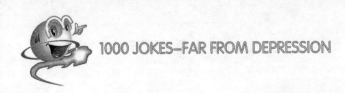
远离抑郁症de1000个笑话

事与愿违

一天，一位女士走进一家帽子商店。老板微笑着说："早安，夫人。"

"早安。"那位女士回答道，"你们橱窗里有一顶镶有红花蓝叶的帽子。请你把那顶帽子从窗子里拿出来。"

老板说："好的，夫人，我很愿意为您效劳。"女士们通常总要先看许多帽子。然后才选定一顶，弄得老板疲于应付。"好。"他想道，"我一定要很快地把这顶帽子卖掉——它在橱窗里放了很长时间了。"

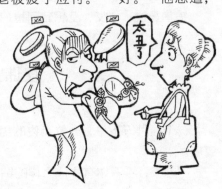

"夫人，您希望把帽子放在盒子里还是戴着走？"他问道。

"啊，我不想买，我只希望你把那帽子从橱窗里拿出来。我每次都经过你的商店，我不喜欢看见那里放着丑陋的东西。"

尴尬的晚餐

A君自从生下来就有口吃的毛病，听说是遗传的，已经传了三代了。

某日，A君到餐馆用餐，服务员是个急性子，开口便问："请问先生要点什么？"A君不好推辞，心里想吃蛋炒饭，嘴里却总也说不出，好不容易挤出一个"蛋……"

服务员听了，马上朝厨房吩咐："来一份葱花蛋。"

A君气得说不出话来，服务员问还要点什么，A君想了想，继续说："一……啤……"本来想说啤酒，可是却结巴了半天。

服务员于是又叫到："外加一个肉皮，放辣点。"

A君大气不敢出，生怕又说错。等菜全部上好了，吃完了。A君有个习惯，饭后都要来上一根香烟，他叫服务员："来一颗香……啊就……"服务员马上借口道："再加一份香肠。"

A 君听后很是恼火，不过不好发作，等吃完了就要结账，他大声的喊："服务员，结……啊就结……"

服务员不等他说完，马上又嚷开了："这位同志好胃口，再要一个芝麻开花结结高。"A 君顿时晕厥。

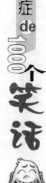

一个 502 胶的广告

镜头一：在一个漆黑而又安静的夜晚，有两帮盅惑仔，各个手里拿着刀。

画外音："看来一场大战势在难免。"

镜头二：只听"杀呀！！ 砍死你！！"双方终于开战了。

镜头三：突然，看见一个盅惑仔挥着刀砍向另一个盅惑仔，"哇！啊！"那个盅惑仔躲闪不及，一只手臂被血淋淋的砍了下来。

画外音："好惨那！"

镜头四：只见那个盅惑仔对着大家神秘一笑，不慌不忙的说道："不要紧，我有 502 胶！"

超级推销

百货公司经理查核新售货员的工作情况。

问："你今天有几个顾客？"

答："一个。"

"只有一个吗？ 卖了多少钱货物呢？"

答："5.8 万美元。"

经理大为惊奇，要售货员详细解释。 售货员说："我先卖给他一枚钓钩，接着卖给他钓竿和钓丝。 再问他打算去哪里钓鱼，他说到南方海岸去。 我说该有艘小船才方便，于是他买了那艘 6 米长的小汽艇。 我又说他的汽车也许拖不动汽艇，于是我带他去汽车部，卖给他一辆大车。"

经理喜出望外，问道："那人来买一枚钓钩，你竟能向他推销掉那么多东西？"售货员答道："不，其实是他老婆偏头痛，他来为她买一瓶阿司匹林的。 我听他那么说，便告诉他：'这个周末你可以自由自在的了。你为什么不去钓鱼呢？'"

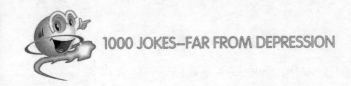

10 年

一个顾客对画家说："你的这幅画虽稍贵了点，不过我仍准备把它买下来。"画家说："你要买的东西并不贵，你知道我为它整整花了 10 年的时间。"

"10 年！ 不可能……"

"真是 10 年！ 我花了两天把它画完，其余的时间就是等着把它卖掉。"

顾 客

三个朋友在一起吃饭，并且决定各付各的账单。

吃完饭后，服务员走过来问道："你们还需要来点点心吗？"

"不用了，我吃饱了！"

"谢谢，我可以了！"

"再也吃不下了！"

服务员："今天的点心是赠送的。"

"哦，那给我一块蛋糕。"

"我要巧克力的，谢谢。"

"我可以要双份吗？"

进 口 货

一个卖苹果的喊道："谁买苹果，进口货。"

过路人一听"进口货"，便你一斤、他一斤地买上了。

有人拿起一个尝了尝，说："这不是很平常的苹果吗，你怎么说是进口货呢？"

卖苹果的人说："怎么不是呀，您张嘴一吃，这苹果不是'进口'了吗？"

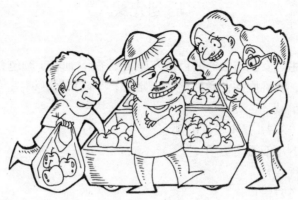

领　带

某人在沙漠中行进了大半天，口渴得直冒烟。 在他快要走出沙漠时，遇到了一位推销员。 后者劝他买一条领带。

他说："你行行好吧，我渴得连衬衣都想撕开了，还买什么领带！"

推销员讨了个没趣便走开了。

这个可怜人总算在沙漠边上的一个小镇上找到了一家酒吧，他急不可待地要冲进去。 于是他对门口的侍者说："快给我点什么喝的吧！"他的喉咙都快枯哑了。 "对不起，先生，不打领带者是不许进入的。"这个侍者很有礼貌地拒绝了他的要求。 "什么……"

我的不要蛋壳

有三个人到早餐店买早点。

第一个人跟老板说："老板，我要一个煎蛋，但是不要蛋黄。"

老板就照着煎了一个蛋。

第二个人也跟老板说："老板，我要一个煎蛋，但是不要蛋白。"

老板也照做了，但是已经有点不耐烦了。

轮到第三个人，老板就不客气的问他："你呢？ 你的蛋不要什么？"

第三个人有点胆怯的说："我……我的不要蛋壳……"

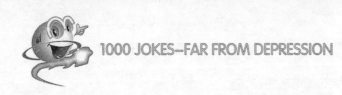

后到先买

一位蒙古妇女到市中心的百货商店买靴子。她看了颜色看式样，看了式样看光泽，挑挑拣拣，最后终于下定心："售货员，请把我最先看过的那双靴子拿给我。"

"是哪一双？是不是红的那双？"

"比红的那双看得更早！"

"黄的那双？"

"不，还要早！"

"哦，你要的是褐色绣花的？"见妇人点了点头，售货员抱歉地说，"它早在两小时前就被比您后到的一位顾客买走了。"

死要面子

某客人来到五星级饭店……

客人："你们这里有两尺长的龙虾吗？"

服务员："先生，请等一下。"

5 分钟后……

服务员："对不起……"

客人："一猜你们这种不上档次的地方就……"

服务员："对不起，两尺一的行吗？"

客人："……一猜你们这种不上档次的地方就没有正好两尺的龙虾。这样吧，给我上盘青椒土豆丝。"

老外吃山西菜

一家山西人在纽约唐人街开了家餐馆，儿子当服务生，老妈管收钱，老爸做大厨。

某一天，店里来了个老外，点了套餐，吃到一半，把汤碗打了。

儿子跑过去一看，说："碗打了！"

老外想："one dollar……"（1 美元）

老妈听见声音，也过来看，见地上有个破碗，问："谁打的？"

老外想："three dollar……"（3 美元）

儿子说："他打的。"

老外想："ten dollar……"（10 美元）

老妈说："还得打一碗！"

老外想："hundred and one……"（101 美元）

老爸正在厨房里切菜，听见外面的声音，赶忙跑出来看怎么回事。忙乱中，忘了把菜刀放下。

五大三粗的老爸，手持菜刀站在餐厅里，老外一看，心跳加速，血压急升，但更让他心碎加崩溃的是老爸的一番话。

老爸对正在加热炉上舀汤的儿子说："烫，少盛点儿！"

老外："ten thousand……"（10000 美元）

老外以惊人的速度从口袋中掏出钱包，把里面所有的钱倒在桌上，然后狂奔出门。

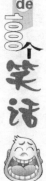

免费理发

一个男人带着小亮走进了理发店。

"您是要理发还是刮脸？"理发师问。

"都要。"他坐上了理发椅。

理完发后，他从椅子上站起来说：

"再给我的孩子剪剪发吧，我出去买张报纸。"

一个小时过去了，那个男人还没有回来。理发师等得不耐烦了，对小亮喊起来："你的爸爸到底是去哪儿啦？"

"那不是我的爸爸，"小亮回答，"那是个我并不认识的叔叔。刚才在街上，他说，他要带我去一个免费理发的地方。"

有味道的书

有一位挑剔的读者在图书馆里找书看，把书翻得乱七八糟，却没找到一本合意的书。

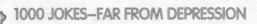

图书管理人员不耐烦了，说："你究竟要看什么书？"

读者说："你看这些书不是罗哩罗嗦，就是庸俗平淡，你能帮我找一本有味道的书吗？"

管理人员说："你怎不早说！"说完把一本书扔在了桌上，读者拿起一看，原来是一本《风味菜谱》。

街上卖报的好方法

一个报童在大街上高声叫卖："骇人听闻的诈骗案，受害者多达 82 人！"

某行人连忙上前买一份。 可是，他把整个报纸翻个遍，也不见那个诈骗案，正在迷惑不解时，只听见报童又吆喝起来："骇人听闻的诈骗案，上当者已达 83 人！"

自作聪明

老板："积压 200 条夏季男裤，我该怎么办？"

代理人："寄到外省去。"

老板："那里现在也不会有人买。"

代理人："不至于，只要包装得好。 我们给顾主们寄 10 条一包的样品，发货单上写 8 条，假装我们搞错了，但价格仍按 10 条算，这样一来，顾主就会高兴，以为占了我们便宜，就会把货留下。"

老板觉得这个主意很妙。

货包和发货单寄出去了……三天后，老板对代理人大声吼道："蠢货，你瞧，你可把我们给坑了，没有一个顾主把货留下，而且只给我们退回来 8 条裤子。"

"小二"改叫服务员

上周我和同事老刘去南方出差，一天晚上吃饭时，老刘来了酒瘾，非要喝上几杯二锅头，我从来不喝白酒，便跟他说："要喝你自己喝，我来瓶啤酒吧，你也别喝得太多，来瓶小二就行了，也不知他们这儿有没有小二锅头？"

我刚把话说完，老刘就扯着嗓子喊道："老板，老板，你们这儿有小二吗？"老板走到我们身边，笑着说："什么'小二'？ 你是说店小二吧？ 你们北京人说话真有意思，我们这儿的店小二早就改叫服务员啦！"

能说会道的售货员

一位顾客问售货员："这件上装是不是最时髦的款式？"

"当然！ 是现在最流行的时装，没有比这更新的款式了！"

"那么太阳晒了会不会褪色？"

"瞧您说的！ 这件衣服在橱窗里已挂了三年了，到现在还不是簇新的吗？"

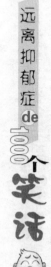

那正是我所要找的

一位妇女走进服装店，想为她的四十年高中聚会找一件套装，正当她一件又一件的疲于试换时，几位上高中的女孩拿着她们为家庭舞会所挑选的服装走进试衣间。

"噢！ 这件衣服简直让我看起来像四十岁！"一个女孩嚷道。

那位妇女将头从试衣室中探出来说："把它给我，那正是我所要找的！"

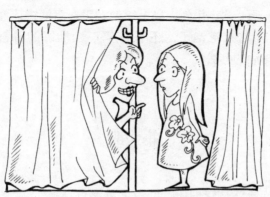

要是闰月就好了

某饭馆挂出了"优质服务月"的大幅标语。某顾客进去一看，果然桌椅干净，服务热情。转眼一个月过去了，这人又来了，但见桌子上杯盘狼藉，地上垃圾成堆，这人连喊几声"服务员"，也无人搭理，不禁叹道："要是上个月闰月就好了！"

捎带着卖

售货员："肉汤有味了，还能卖吗？"

经理："能。当然，但像平常那样卖是不行的，顾客会闻到臭味。"

售货员："那怎么卖呢？"

经理："捎带着卖臭豆腐不就行了！"

卖 油 饼

有一个人肚子饿了。跑到卖油饼的摊前，关心地说："你们炸油饼，太费油，我有一个办法，保管省油。"

卖油饼的一听，喜出望外，马上给他端来一盘油饼让他吃，并请他指点省油的办法。这人吃饱了，还不吭声。卖油饼的着急了，催问道："您倒有什么省油的办法？"

"卖蒸馍。"

兼 职

某人打电话给路灯管理所，说有一盏路灯坏了。"修理它不会很麻烦，"他说，"因为我只要一踢灯柱，灯就亮了。"

"很难确定什么时候派人去修理，"管理所职员回答，"但我可以奉告，如果你能每晚把灯踢亮，我们可以让你在管理所兼职，并免费提供一双皮鞋。"

人才难得

老板杰克到警察局报案："有个流氓冒充我的推销员，在镇上赚了10万美元！ 这比我所有的雇员在客户身上赚到的钱还要多得多。 你们一定要找到他！"

"我们会抓住他，把他关进监狱的！"

"关起来干什么？ 我要聘用他！"

拿老婆威胁

老婆命我到早市上买墩布，反复叮嘱："墩布4块钱就能买一把，千万不要买贵了！"

到了早市，询问了很多摊贩，怎么也不下5块钱。 我和一个小贩磨了半天，对方仍寸步不让。 我情急之下，冲他嚷道："4块钱卖给我，行不？ 你要是不卖给我，一会儿我叫我老婆来跟你砍价，怎么样？"

小贩眨了眨眼，二话没说，爽快地把墩布递给我，成交！

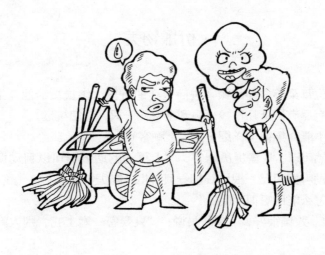

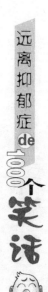

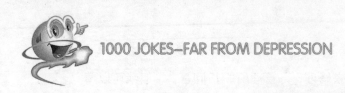

永远走在前

有位推销员应聘工作，可是没过多久就丢了这份差事，整天怨天忧人。

关心他的朋友问道："是不是因为你没有做宣传？"

他哭丧着脸回答道："不，我都认真做了宣传。"

"你是怎么说的？"

"我对每个人都说：我们的产品永远走在别人的前面。"

"你推销的是什么？"

"手表。"

小狗去哪儿了

一位正在法国旅行的英国太太带着一条很漂亮的小狗走进一家餐馆吃饭。

由于语言不通，她对着服务员指了指自己的嘴，又指指小狗的肚。

服务员拉走了小狗，放了几盘点心在她面前，又打手势叫她等一会。她似懂非懂地点点头。过了一会儿，菜上来了，太太吃得很满意。临走，她打手势要回小狗，与服务员起了争执，懂英语的经理赶来问道："太太，不是您要求我们代做狗肉的吗？"

价廉物美

有一位耳朵不方便的顾客进商店买助听器，售货员给他介绍道："我们这里应有尽有，从几角钱一只到上百元一只，任您挑选。"

"能不能介绍得再详细一点。"顾客问。

"当然可以，"售货员回答，"上百元的助听器可以自动调节音量，几角钱的助听器只是一根导线加一只耳机，物美价廉。"

"那怎么能助听得到呢？"

"能！效果很好，"售货员说："只要您一塞上它，别人就会对您大声嚷嚷的。"

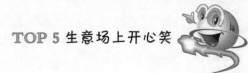

鲸鱼价钱

一名公司职员刚领到薪水，带着太太到一家豪华的餐馆吃了一顿。 吃罢饭，餐馆服务员来结账，公司职员问："怎么一杯酒要这么多钱？"

"是啊，本店一杯酒也按一瓶计价，其他项目也是这样。"

职员太太闻此言脸色一下子变得惨白。 丈夫吓坏了，忙问："怎么回事？"

"刚才我吃了一块鲸鱼肉！"

便宜的大衣

有一位时髦女子走进一家皮货店，问售货员："有较便宜的皮大衣吗？"

"有的。"售货员回答，"袋鼠皮大衣比较便宜。"

"为什么呢？"女顾客精明地问道。

"哦！ 因为我们可以省下做口袋的材料和工钱啊！"

白发陈酒

有一家酒店门前的广告牌上书："新到葡萄牙葡萄陈酒，请君品尝。"

几个游人走累了，便进去要了酒，一边喝一边品评周围景色。

"哎，侍应生，这酒里怎么有根白头发？"有个游客叫道。

"先生，仅此就能证明，这酒可是多年的陈酒了！"

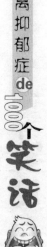

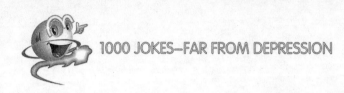

谢谢夸奖

肯特到一家酒店就餐，他尝着刚刚端上来的鱼和肉，颇有感慨地说："早知道这样的饭菜，提前几天来就好了。"

酒店经理听到了，很高兴地说："先生真是一个美食家啊！ 我们酒店的饭菜确实是第一流的。"

肯特接着说："谢谢夸奖！ 我的意思是如果早几天来，鱼和肉就该是新鲜的了。"

就剩一小盘

一位顾客提了一包新鲜的虾请酒家老板代他加工烹调。

当老板端来熟虾时，顾客皱起了眉头，说："老板，我交给你两斤鲜虾足足一大碗呢，怎么煮熟了就这么一小盘？"

老板："对呀，这才证明您的虾买得新鲜呵！ 您想想，我把它拿到厨房去，在路上跳去了几只，倒进锅里时，又蹦走了几只，等用勺子一搅呀，又窜走了几只，于是就剩下这一小盘啦……"

视觉问题

马科斯来到餐厅，像以往那样点了饭菜。

侍者端上饭菜，马科斯三下五除二扒进口中，又前后顾盼，若有所需。

侍者忙趋步上前："先生，我能为您效劳吗？ "

"其他饭菜怎么还不上来？ "

"已经上完了，先生。"

马科斯大惊："贵餐厅的饭菜，怎么给得这么少？ "

"哦，这是您的视觉问题——我们刚刚扩建了餐厅。"

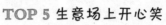

断改初衷

　　某君退休后在乡下的旧宅里住着。 他想卖掉它，另买一间更好的住宅，但过了许久，一直未能如愿。 后来，他决定请房产经纪人帮忙。

　　房产经纪人立即把这旧宅刊出广告。 几天以后，房主在一本印刷精美的杂志上看到一幅分外诱人的照片，拍摄的正是他的旧宅。

　　并附有一段关于其花园的真实描写。

　　读罢广告，他马上给房产经纪人打电话，告诉他说："对不起，琼斯先生。 我最终决定不卖那旧宅了。 看了你在杂志上登的广告，我方才发觉它正是我想住一辈子的房子。"

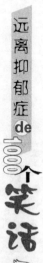

等另一位顾客

　　霍克斯先生来到一间海滨酒店，他点了一份菜后便坐下来欣赏海边风景。

　　时间过去许久了，霍克斯先生的菜却还没有上来。 他生气地叫住侍者说："我要的菜怎么还没有来！"

　　"噢！ 先生，"侍者回答，"您要的是半只鸡，我们是不可能为您一个人杀一只鸡的，因而只有等另外一位顾客了！"

稀世之宝

　　古玩店里，一位顾客问："这支左轮手枪是哪个年代的？"

　　"先生，这是稀世之室。"店主人说，"它是古罗马帝国时代的。"

　　"可是，没听说过古罗马人有左轮手枪呀。"顾客说。

　　店主人说："正因为没有。 先生，所以它才是稀世之宝。"

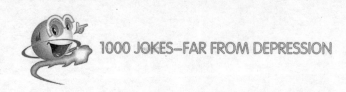

专用广告

一块醒目的旅店广告牌矗立在车站的出口处，上面写着：顺箭头行，需10分钟。

一位旅客提着笨重的行李，走了半天，才走到此旅店。他气愤地对老板说："你们明明写着走10分钟，可我走了半天，才到这儿！"

"哦，对不起！先生。这块广告是专为开车的人写的。"

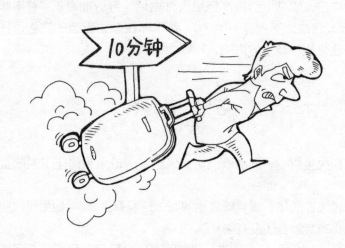

看看我是哪里人

有位客人点了一只北京烤鸭，服务员端上来后，客人在鸭嘴上舔了一下说："不对，这是只南京鸭。"

服务员忙换了一只，客人舔了一下鸭嘴说："不对，这是只湖北的鸭子。"服务员又换了一只，客人又舔了一下鸭嘴说："还是不对，这是只广东鸭！"

这事惊动了饭店老板，老板非常激动地跑出来，把嘴凑到客人面前说："我从小就是孤儿，不知道自己是哪儿生的。麻烦您也舔我一下，看看我是哪儿的人。"

TOP 6

兵营生活添搞笑

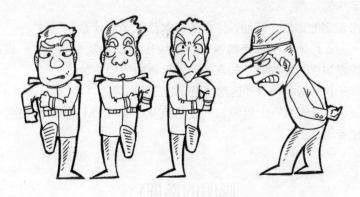

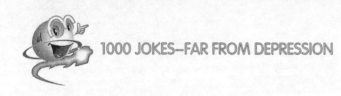

将军与士兵

克里茨将军到前线视察，他刚到前线，敌方狙击手射出的子弹就打掉了他制服上的一颗纽扣。将军大惊失色，扑倒在地，而随他而来的官兵们却无动于衷。

将军生气了，他对离他最近的一名士兵嚷道："你为什么没想到去把这该死的狙击手消灭掉呢？"

"报告将军阁下，"士兵挺了挺胸脯，"因为我担心敌人会换上一个枪法更准的狙击手。"

士兵的伙食

将军到连队视察士兵的伙食情况，他问士兵们吃得如何。士兵们都含含糊糊地说"行啦"、"还可以"。只有一个士兵憨头呆脑地说了句："鬼都不吃的东西，长官。"

将军走到他跟前，问他："今天早餐都吃了些什么？"

"一碗麦片粥，半边蜜瓤西瓜，三块热蛋糕，两个鸡蛋，一碟腊肉，两块夹肉卷饼，一杯咖啡，长官。"士兵掰着手指头数着。

"孩子，"将军说，"这都快赶上国王的早餐了！"

"报告，长官！"士兵说，"这是我花了4元钱在陆军消费合作社的小餐馆里吃的。"

聪明的指挥官

一次军事演习正在进行。一位指挥官的吉普车陷进了泥里。他看见附近几个士兵正懒洋洋地坐在地上，便叫他们来帮忙。

"很抱歉，先生，我们已经阵亡了，什么也不能干。"那些士兵说。

指挥官转向他的司机："卫兵！赶快从这些死尸里拖两具出来填到轮子底下，好让我们快点上路。"

士兵们马上从地上跳了起来。

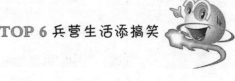

刷 锅 水

苏亚雷斯将军非常关心战士的生活。 一天他跑到厨房，想亲自尝一下战士吃的饭菜。 他走近汤锅前说："给我一勺。"

一个士官小心翼翼地说："但是，将军……"

"闭嘴！"他打断了那个士官的话，抄起勺子，一连喝了好几勺。最后他叫道："这是什么汤，简直是刷锅水！"大家都愣在那儿，不知所措。

最后那个士官嗫嚅着说："对，将军，这就是刷锅水。"

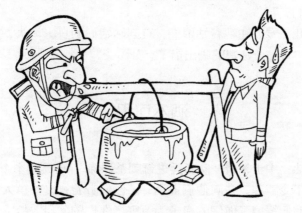

8 个士兵

8 个士兵请了一天假到城里去玩，可是到第二天早上出操时还没回来。 中尉十分恼火。

7 点一过，第一个士兵来了。

"很抱歉，长官。"他向中尉解释道，"我的表慢了。 没有赶上火车，就租了一辆汽车往回赶，可是半路汽车又坏了，我只好到村里买了一匹马，谁想马又死了。 我跑了 10 多里路才赶回来的。"

中尉对他的话十分怀疑。 紧接着。 又陆续回来了 6 个士兵，全都是那套——误了火车，租汽车，买马的借口。 中尉正要发火，最后一个士兵到了。

"我误了火车，就租辆汽车……"

"住嘴！"中尉揪住他咆哮道，"你再敢说汽车坏了吗？"

"不！长官。"士兵喘了口气，"汽车没坏，但路上有那么多坏了的汽车和马，汽车过不来呀！"

错 觉

年轻士兵休假回到了家乡。

他高兴地向父母讲述在部队的生活。突然他停下了，抬头注意起窗外正在街上走着的 4 个姑娘。

母亲轻声对父亲说："看！我们的孩子已经长大了，参军前他从来不去留心姑娘们。"

他们的儿子专心注视着姑娘们，直到姑娘们的身影消失，他才回过头对父母说："有一个姑娘的脚出错了。"

酒不可犯

天气很热，中士领着一队新兵进行刺杀训练。士兵们个个无精打采，中士不得不下令暂停，并向他们训话："你们听着：这些草人就是你们真正的敌人，他们烧掉了你们的房子，杀害了你们的父母，抢去了你们的姐妹，偷去了你们的钱财，并且喝完了你们的威士忌！"说完，中士走到队伍后面，挥手叫士兵们在新的观念支配下，振奋精神，表情严肃地向草人冲去。

其中一位士兵看上去格外愤怒。只见他目露凶光，紧咬嘴唇，回头来大声问道："中士，是哪一个喝完了我们的威士忌？"

上下有别

美国军队有一条规定，军人一律不得蓄长发。而黑格将军担任北约部队总司令时，却蓄着长长的头发。

有一名被禁止蓄长发的美国士兵，看到画报上登载着长发的黑格将军像，便把它撕下来，贴在不许他留长发的连长办公室的门上。为了表示抗议，他还画了一个箭头，指着总司令的长发，写了一行字："请看他的头发！"

中尉看了这份别出心裁的"抗议书"，没有把这个愤愤不平的小兵喊来训斥一通，而是将那箭头延长，指向总司令的领章，也写了一行字："请看他的官阶！"

悬 赏 令

某国士兵接到布什的悬赏令：捉住一个伊拉克士兵，可得十万美元！于是米歇尔和尤里开始在巴格达附近搜寻。 几天劳顿下来，两人精疲力尽，躺在地上就进入了梦乡。 当米歇尔醒来时，发现他们四周被五百多名持枪的萨达姆共和卫队包围着，他急忙推醒尤里喊道："快起来，我们发大财了！"

给养紧缺

在征兵办公室的体格检查站里。

一年轻人因害怕去参军，他对大夫谎称自己体格差，既不能吃，不能喝，也不能睡。

"好极了！"老大夫握着年轻人的手说，"当前我们的部队给养紧缺，正需要像你这样的士兵。"

站在那里不要动

有一个个性鲁莽率直的军官接到消息，他属下一个士兵的祖父死了。点名的时候，他粗声的对那名士兵说："喂！ 你的祖父死了！"士兵听了，当场昏过去。 过了一个星期，另一个士兵的祖母死了，军官又把他的部下集合起来，当众对那名士兵说："你的祖母昨天夜里死了！"那个士兵听了，嚎啕大哭。 后来有人向上校投诉说那名军官冷酷无情，上校便告诫他说，以后部下家里有丧事，要婉转一点通知他们。

过了一个星期，军官又接到通知，他的一名部下刚死了祖母，他记得上校的话，便把所有的士兵集合起来宣布道："凡是祖母仍健在的，向前走一步走……喂！ 你站在那里不要动！"

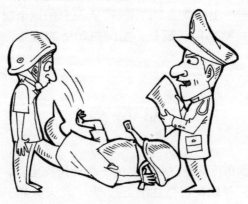

中尉的辩护

"杰克逊中尉，你被指控同你的连队一起临阵脱逃。 你认罪吗？"

"不！ 绝不！ 因为这不是事实"

"那么事实是怎么样的呢？"

"事实是我连只有一名士兵开了小差，而其他人是被我派去追回那个胆小鬼的。 我跑在他们后面是为了监督他们，使他们不敢同那个胆小鬼一起溜掉。"

非常担心

法庭上，一个信号兵面对失职的指控，坚持说他曾经来回挥舞了一分钟信号灯，向火车司机发出警告信号。 他还站起来，向法官演示了当时所做的事。 法官相信了他的话，取消了对他的控诉。

审判结束后，他的律师对他说："你在法庭上表现得真不错。"

信号兵心有余悸地说："说实在的，我非常担心控方律师的提问。"

"哦，为什么？"他的律师问。

"我害怕他问我信号灯是不是点亮了！"

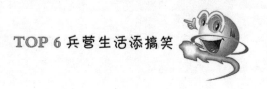

罚 禁 闭

因为军舰上禁饮酒类饮料，所以部分好酒的士兵们便只能在餐厅里偷偷地喝。

一天，士兵们正在喝酒，忽听到有人向餐厅走来，而且脚步声越走越近。

于是，士兵们立即把餐桌上的酒瓶都藏了起来。

"少尉你好！"他是分队少尉，士兵们和他打着招呼。

少尉从餐桌下面找到了酒瓶，他是见酒没命的人，拿起酒瓶就想喝，没想到酒瓶刚送到嘴边，舰上的执勤军官走进餐厅。

少尉立即开口打破了餐厅的寂静："一点不假，确实是酒，罚你们全体禁闭！"

冻 住 了

部队驻扎在北极圈内。"根本不算冷，"一个老兵说，"我在阿拉斯加呆过，那地方才冷呢！ 连炉子里的火都冻住了，怎么吹也吹不灭。"

"这算什么！"另一个老兵不服气，"在我呆过的一个地方，在讲话时，话一出口就冻住了！ 这样一来，我们只得把冰冻单词放在开水里融化，才能理解命令！"

看不清太远的东西

"我看不清太远的东西。"木木对伍班副说。

"请跟我来，"班副把木木带到外面，用手指着天上的太阳，问道，"你看那是什么？"

"太阳。"木木回答。

"那你还想看多远！"

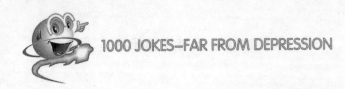

远离抑郁症de1000个笑话

两只脚都抬起来了

新兵连中，班长正在指导新兵们操练踏步。

班长：听我口令，全体抬左脚。

小许一慌把右脚抬了起来，刚好与他旁边战友抬起的左脚成了一对。

班长在侧面看见，怒火中烧地说："哪个笨蛋把两只脚都抬起来啦？"

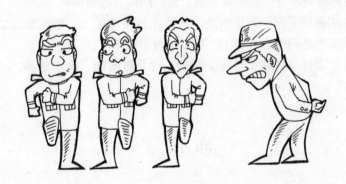

第一次站岗

列兵约翰第一次站岗。军官交代说："你的任务就是负责从岗楼到前面闪着红星的这段距离。"

当另一位士兵来换岗时，值班军官发现哨兵不在位。他们一直等了四个小时，哨兵才姗姗而来。

"你跑到哪里去了？"军官厉声呵斥道，"难道我没告诉你，你值班的范围就是岗楼红星的这段距离吗？"

"是的，长官，你是交代过，可是那红星是汽车的尾灯，汽车是要往前走的啊……"

都是喂猪的

伍班副为讨好高连长，从乡下拿来青玉米送给他。

第二天训练前伍班副去见高连长，正好他在啃煮熟的玉米，见伍班副来了，就客气地说："你每天很辛苦，还让你破费了。"

伍班副说："这不算什么，在乡下这些玉米都是喂猪的。"

战场上的残酷事件

有两个国家正在打仗，打得难解难分，双方都消耗比较大，其中一个国家紧急征兵。

一个农夫不幸被征入伍，长官在发枪的时候发到农夫正好没枪了，长官顺手塞给农夫一个扫把，告诉农夫说："打仗的时候你就端着扫把，向敌人瞄准，嘴里不停的喊："啪，啪，打死你，就可以了，其他的事你的战友会帮你做的。"

第二天，农夫上了战场。他趴在战壕里一直端着扫把喊："啪，啪，打死你。"结果真有他瞄准的敌人被流弹打中。

随着战斗继续，农夫的战友越来越少，几乎都被打死了，这时，农夫发现一个魁梧的敌人向他冲来，农夫向他瞄了几次，结果无济于事，那个敌人一直冲过来，把农夫冲倒在地，农夫吓坏了，这时他听到那个敌人口中念念有词："轰隆隆，轰隆隆，坦克撞死你。"

出发之前

下等兵兴奋地向中尉报告："报告中尉，刚才我发现树林里有好几个敌人。"

"真是好样的！"中尉夸奖道，"那么，你快去，把那些家伙给我抓过来！"

"是，中尉！这个包在我身上，我立刻准备出发。不过，要是您发现有人从树林里跑出来，您可千万别向跑在前头的那个人开枪！"

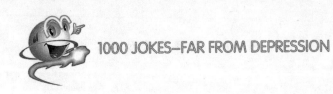

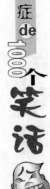

灯　塔

一艘军舰航行在海上，在某一个夜晚，一名水手突然发现远方有一点灯光，他立即报告舰长："报告舰长，不远的地方有艘船正驶向我们，若再不改航道，就要撞上了！"

舰长一听，立即呼叫到："呼叫呼叫！　我是舰长，请立刻将你们船的航道向东移 10 度！"

对方回到："呼叫呼叫，请你们向西移 10 度！"

舰长："我是军舰，你敢叫我移！"

对方立即道："考！　我是灯塔，有种你就撞上？　试试？"

反　击

一个在前线打仗的士兵收到家乡的女友的绝交信，信中说她要和一位商人结婚，并请这位士兵寄还她以前送给他的照片。

士兵想了想，便从战友那里借来二三十张女人照片，连同他女友的照片一同装进一只木箱，寄给了她。

女友接到木箱后，发现箱子里有一张纸条，上面写着："请您挑出自己的照片，其余的务必寄回！"

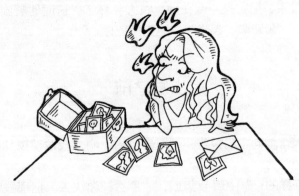

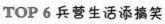

还以颜色

军阀张大帅逛街正悠哉悠哉时，突然听到一声吆喝，吓得他打了个哆嗦，回头一看，原来是个卖豆腐的小贩，挑着担子从小巷子出来。

张大帅大怒："给我抓起来！"

卖豆腐的莫名其妙被一直拉到大帅府。

"我要枪毙他！"

张大帅说着，把小贩一直拖到操场。"砰"的一枪，小贩瘫倒在地。不一会，只见小贩蠕动着身躯，爬了起来。奇怪，身体丝毫无伤。

这时张大帅得意地说："你刚才吓我一跳，现在我也要吓你一死。"

口　令

一天，一个小兵要去见长官，但在门口被卫兵拦了下来。

小兵："我有急事，必须见长官。"

卫兵："你必须报对口令才可以。"

小兵："可不可以通融一下？"

卫兵："不可以！"

此时小兵心里很不高兴，冲着卫兵骂道："你这只看门狗！"

此时卫兵答道："答对了，请进！"

看 不 见

一个军人想找个借口离开军队。于是他找到军医，说："真糟糕，我的视力越来越差了，有什么办法吗？"

医生给他看了一会儿，说："你能证明你的视力不好吗？"

此人环顾一下四周，指着远处墙上的一颗钉子说："医生，你能看见墙上的那个钉子吗？"

"能看到。"医生回答。

"可我看不见。"此人说。

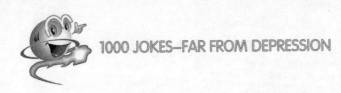
外星人

一新伞兵非常胆小。 一日，部队组织夜间伞降，新兵害怕自己落地后同伴找不到自己，于是就在自己的身上安了许多的小灯，这样可以使同伴看见他，便于和他联系。 当晚，伞降很顺利，可是这新兵却由于紧张没降到目的地，而是飘到了一个小村庄里，只听得"扑通"一声落在一户人家的小院中。 小院的主人是个老太太，眼神不是太好，听见院子里有声音，急忙小跑出来，可是一看，可把老太太吓坏了。 新兵问："这是哪里？"老太太："地球"。

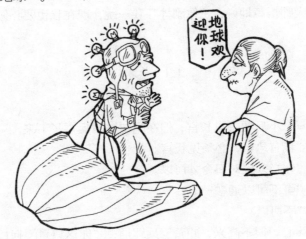

如何选择

列兵："我现在同时爱上了两个姑娘，一个长得漂亮可爱，但是很穷；另一个虽然非常富有，但长相一般。 你说，我该选择哪一位？"

上等兵："当然是漂亮的那位，钱毕竟不是最重要的东西。"

列兵："那太好了，我也这么想。 那么我今晚就去找那位漂亮姑娘订婚。"

"不过，"上等兵接着说，"你能告诉我那位不漂亮的姑娘住在哪儿吗？"

还我河山

两位士兵第一次休假要搭飞机返家，听说机场港口都有宪兵会对士兵详加检查，于是乎两人特别注意服装仪容，皮鞋也擦得特别光亮。 过港口后，两人正庆幸都没遇到宪兵刁难，后面忽然传来一声："复兴中华？"两人一惊，马上立正、站好，高声答道："还我河山！"却听见周围传来哄堂大笑，一位行李员走过来说："我问你们搭复兴航空？ 还是中华航空？ 方便我挂上行李牌！"

谁更勇敢

一天，一个英国军官、一个法国军官和一个美国军官在一起聊天。 他们聊着聊着就聊到了哪国的士兵最勇敢的问题上了。

英国军官先发话了："我们英国士兵最勇敢了，你，从那个 5 米高的地方跳下去！"那个英国士兵照做了。

法国军官也发彪了："这不算什么，让你看看我们法国士兵的勇敢，你，从那个 10 米高的地方跳下去！"法国士兵也照做了。

这时只见美国军官冷笑一声："哼，让你们瞧瞧什么才是真正的勇敢，你，从那个 50 米高的地方跳下去！"那个美国士兵看了看，对美国军官说："你脑子没事吧，要我从那么高的地方跳下去，你是不是傻 B 啊！"

美国军官得意的对英国军官和法国军官说："看到没有，这才叫真正的勇敢！"

新兵训练

一天，新兵开始了第一天的训练。

指导员站在队伍前，大喊："现在开始训练项目，第一组去杀鸡，二组去偷蛋，我去给你们做稀饭！"

新兵们你看我，我看你，"这叫什么训练项目啊？"

其中一名新兵突然大喊："哦！ 他是在说，一组射击，二组投弹，我给你们做示范！"

分批逃走

在二战期间，有一个德国人被苏联人抓住，但他不久就得了一种怪病。 几天后他的右胳膊掉了下来，德国人对监狱长说："请你把我的胳膊送回我的祖国！"监狱长同意了。 可过了几天他的左胳膊也掉了下来，他又对监狱长说："请您把我的左胳膊送回我的祖国！"监狱长又同意了。但是又没过多久，他右腿掉了下来，这次他同样的对监狱长说，让他把自己的腿送回祖国。 但监狱长不同意，他不解的问为什么？ 一脸严肃的监狱长慎重地说道："我们怀疑你有分批逃走的可能！"

死也难改习惯

在某兵团，一士兵常常多嘴多舌，老喜欢插长官的话。

一次会客后，长官忍无可忍，将此兵训斥了一顿，并告戒道："以后我与客人谈话，你还敢插嘴，我就一枪毙了你！"

第二天，又有一客人来访。 长官与客人很谈得来，大概 60％ 的原因是那士兵没敢插嘴。

大约过了半小时，长官谈得很是开心，可士兵却已经憋出了汗。 忽然，两人聊到哪种树叶最大？ 长官说："要数叶大，非槐树莫属。"客人曰："不不，乃榕树也。"正在争辩时，只听那士兵脱口而出："枪毙就枪毙！ 芭蕉叶最大！！"

勇敢的士兵

在一次战争后，军官问一个士兵："在这次战争中，你是否勇敢？"

士兵回答到："你听了一定会很高兴的，在战争开始后我勇敢地冲上去砍掉了一个敌人的双脚。"

军官听了后奇怪的问道："为什么不是头呢？"士兵回答到："因为他的头已经被砍掉了。"

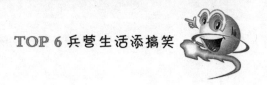

小题大做

一炮兵部队进行新兵训练，某新兵一炮放出，炮弹脱靶，飞进附近的菜田里，只见"**轰**"的一声，一人应声倒下。 连长叫声"不好"，急忙带人冲过去。

只见那人慢慢爬了起来，放声大哭。

连长道："你没被炸死应该高兴才是啊，哭什么？"

那人边哭边说："我只不过偷了两棵白菜，你们至于用炮轰我吗？"

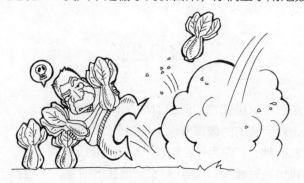

该打哪一个

一个新兵负责把守军事基地的入口。 他接到的指示很简单，除了有特别的通行证，任何车辆不准入内。

这天早上有一辆军车要求进入基地，新兵尽忠职守上前请司机出示通行证。

司机说："这是威勒将军的坐驾。"

"对不起，"新兵说，"没有通行证，我不能放你们进去。"

将军不耐烦地对司机说："不要管他，开过去。"

"不许动！"新兵说，"强行闯关者格杀勿论！"

将军丝毫没有把他放在眼里，对司机说："开车。"

这时候，新兵显得有点犹豫，他走到将军的座位那一边，敲了敲窗子。

将军终于傲慢地摇下了玻璃。 "对不起，将军！"那新兵说，"能不能告诉我，在这种情况下我应该枪毙您还是司机？"

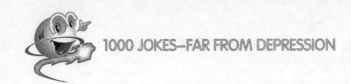
远离抑郁症de1000个笑话

副 机 师

机场指挥塔值班员，听到一个直升飞机驾驶员一本正经地报告他已经把直升飞机定在某方位上空 1000 米。

"那怎么可以？"有个声音气急败坏地插进来说，"那正是我停留的地方！"

好一阵子，谁都紧张得没有讲话，随后，原先的那个驾驶员的声音传了过来："傻瓜，你是我的副机师啊！"

经验之谈

一个美国陆军高级军官和他的朋友在新兵营附近散步。 每次有新兵经过向他敬礼，他回礼的时候都要说上一句："你也是的。"

他的朋友问他："你为什么要说'你也是的'？"

"因为我也当过新兵。 新兵对军官敬礼的时候，一般都不出声地说：'你这个狗杂种'。"

醉 军 官

军官在斥责士兵："列兵杜班，昨天你回营房时喝得烂醉如泥。 不仅如此，你还推来了一辆偷来的独轮车。"

"是这样的，我的长官。"

"你知道这种行为是要关禁闭的。"

"是！ 我的长官。但也许您还能想起来，趴在那辆独轮车里的不正是您自己吗？"

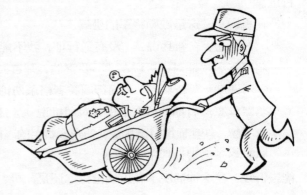

军人保险

亨特先生被派到美国新兵培训中心推广军人保险。 听他演讲的新兵 100% 都自愿购买了保险，从来没人能达到这么高的成功率。 培训主任想知道他的推销之道，于是悄悄来到课室，听他对新兵讲些什么。

"小伙子们，我要向你们解释军人保险带来的保障，"亨特说，"假如发生了战争，你不幸阵亡了，政府将会给你的家属赔偿 20 万美元。 但如果你没有买保险，政府只会支付 6000 美元的抚血金……"

"这有什么用，多少钱都换不回我的命。"下面有一个新兵沮丧地说。

"你错了，"亨特不急不忙地说，"想想看，一旦发生了战争，政府先会派哪一种士兵上战场？ 买了保险的还是没买保险的？"

猫

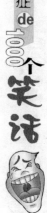

二次大战时有三位士兵被关入俘虏营中，其中一位是英军，一位为法军，还有一位为波兰军。

一次夜里，看守的士兵睡着了。 三人见机不可失，准备脱逃。

英军第一个出去，不料踢到士兵的脚。 士兵问："谁？"那名英军情急智生，发出"喵"的声音。 "喔，原来是一只猫。"于是看守继续睡。

法军接着脱逃，不小心踢倒了水壶。 士兵问："谁？""喵！""喔，又是一只猫。 今天猫真多。"

波兰军最后一个脱逃，他竟撞上了牢门。 "谁？""当然是猫啦！"波兰军回答道。

扣 纽 扣

上校总督察特别在乎士兵的仪容是否整齐。

一日他见到一个士兵犯规，立即吼道："过来！ 上衣口袋没扣上该怎么办？"

受惊的士兵说："回答长官，应该把纽扣扣上！"

"很好，那还不快动手？"

"是，长官！"士兵战战兢兢地把上校的上衣口袋的纽扣扣上了。

没有首长肥

首长视察部队，来到四连猪圈。 圈里的 30 头猪，头头滚瓜溜圆，膘肥体壮，十分讨人喜欢。 首长看了，感叹不已，大声问话："谁是饲养员啊？"

"报告首长，我就是！"身扎围裙的战士立正回答。

"猪养得不错，头头都很肥！"首长表扬战士说。

"养得不好，没有首长肥！"战士在表扬面前，一时不知说什么好，慌乱中冒出一句不得体的话。

"嗯，不会说话。"陪同首长视察的团长怕收不了场，赶忙补充一句。 没想到战上突然举手敬礼，正正规规地回答："是！ 首长不会说话。"

寄 包 裹

王排长按照对象"指示"，选购了好几样得意物品。 星期天，他打算给对象寄去，于是精心做了一个木盒子，还伏案写了一封深情的信。

吃完早饭，王排长就匆匆去邮局了。 可是按规定，寄包裹不能放信，但他觉得把信和物放在一起，意义不一样。 邮局的服务员小姐检查过木盒子后，便吩咐他如何把木盒子钉好，自己则专心致志填写包裹单了。 王排长的心一直很紧张，越是紧张，手就越不听使唤。 他的眼睛死死盯着服务员小姐，生怕她发现秘密。 他趁小姐埋头书写时，迅速从裤袋掏出那情书放在盒子里，直到把盒子钉好，没露蛛丝马迹，他才松了一口气。

一切都办妥了，他心情格外舒畅，哼着歇儿，连蹦带跳跑回部队。 晚上，王排长洗澡换衣服，掏裤袋时，他纳闷儿了，信怎么没有寄走呢？ 细细一想，他直拍大腿："该死，把上厕所的手纸塞到里面寄走了。"

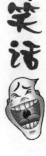

绝对服从

在新兵入营的第一天，长官就对新兵们说："从现在开始，你们对长官的话必须绝对服从，知道了吗？"新兵们用洪亮的声音回答："是！"

这天晚上，炊事班就为新兵们举行了欢迎会。 在欢迎会上长官发表了他那又长又闷的欢迎词，只可怜新兵们面对着眼前的鸡鸭鱼肉不能吃。 经过了也不知多久，长官终于讲完了，最后他还以命令的语气说："好，大家现在开始吃饭吧。"

一个小时之后，长官再次来到饭堂，不由大吃一惊，桌面上的菜竟原封不动，而饭桶里的饭却一粒不剩。 他奇怪地问："这是怎么回事？ 当兵就可以浪费食物吗？"

一个士兵站起来回答："报告长官，这是您叫我们做的。"

长官大怒："混帐！ 我什么时候叫你们做的？"

"报告，您临走前只叫我们吃饭，并没有叫我们吃菜，我们不敢违反命令，因为我们对您是绝对服从的，长官。"

长官："……"

正在游泳

在军事演习的时候，上校在一座桥上设了一块牌子。 上面写着："桥已被炸毁。"

上校在指挥部里通过望远镜，看到一群步兵仍毫无顾忌地过了河。

他十分生气。一怒之下，他乘着吉普车来到桥边，准备狠狠训斥那些士兵。

到了河边，上校吃惊地看到，一个士兵手里举着的牌子上写着："我们正在游泳！"

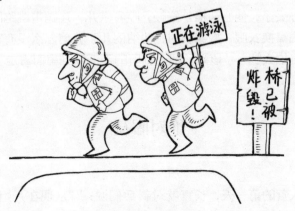

敬礼的需要

艾特蒙德大学刚毕业就应征当兵，对军队的一套还不太熟悉。

有一天站岗时，他跑到小商店买了一块冰淇淋，然后在岗位上吃起来。

师长走过这里，大为光火，问他："你叫什么？"

"新兵艾特蒙德。"

"那你知道我是谁？"

"不知道。"

"我是师长。"

艾特蒙德一听，赶快把冰淇淋放到师长手里，说："你拿一会儿，我腾出手向你敬礼。"

祖国是什么

将军问士兵："鲁斯特夫，请告诉我，祖国是什么？"

"报告将军，祖国是我的母亲！"鲁斯特夫爽快地回答。

"对，你回答得很好。"将军满意地说。

"列兵罗克，你说呢，祖国是什么？"将军接着问另一个士兵。

"报告将军，祖国是鲁斯特夫的母亲！"

擦 皮 鞋

军营里过星期天，中尉连长告诉全体士兵说："凡是要进城的人都要衣冠整齐，我要亲自检查。"

弗莱德是一个新兵，正准备外出，他第一个来见中尉，中尉一抬头，说："你的头发太长了，理完发再来见我。"

弗莱德到理发室一看，里面挤满了人，轮到他要等很长时间。 他灵机一动，马上回营房把皮鞋擦得又光又亮，飞快去见中尉。

"报告，中尉，"弗莱德把头抬得高高的，"请看，我的皮鞋擦亮了吗？"

"嗯，比刚才亮多了。"中尉足足看了 3 秒钟才回答，"你现在可以进城了，不过，要记住，下次外出，要先擦皮鞋，然后再来见我。"

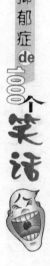

修理一次

记者看到一艘潜水艇在海面上出现。

官员："这是我们和荷兰合制的潜艇。"

记者："怎么它潜进水里就不出来了？"

官员："你真没知识！ 这是潜水艇。 只负责潜进水里。 谁说它一定要浮起来的？"

记者："这个潜水艇的性能怎么样？"

官员："还不错，一年修理一次。"

记者："那很正常嘛！"

官员："不过……一次修理一年。"

军事演习

达芙妮小姐每天都要从乡下的别墅到城里去。 这天，她在路上看到许多士兵和坦克、大炮、汽车。 她不知道军队在演习。

她开车来到一座桥头，一个军官规规矩矩地向她敬了个礼："小姐，

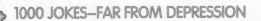

你不能从这里经过。”

"为什么？"达芙妮小姐看着那座完好无损的桥问道。

"它在两小时前就已经被炸毁了。"

"那么我什么时候可以过去？"

"很抱歉，小姐！"军官严肃地回答，"我无法告诉你，我在 3 个小时前就阵亡了。"

原来是你

长官对看守大桥的士兵严厉训斥了一番，说："每天晚上都有人从桥上跳下去自杀，你为什么不制止他们？"

从此，这位士兵每当执勤都倍加注意，以免再有人自杀。有一天晚上，他发现有个行迹可疑的人，就悄悄尾随其后，终于在他即将跳下大桥的时候，一把将其抓住。

"原来每天晚上跳河自杀的都是你，我要把你送去严办，看你还敢不敢自杀了！"

上 尉

上尉在军营门口迎接刚刚来到的新兵。

"亲爱的小伙子们，欢迎你们到来。从现在起，你们就是真正的军人了，军队就是你们的家。在这儿，你们就像在自己的家里一样。"一个新兵一屁股坐到地上，卷好一支烟抽了起来。

上尉："喂，你怎么坐在地上？"

新兵："我在家就喜欢坐在地上抽烟。"

上尉想了想，对他说："你说得对极了，我的孩子。这就是你的家了，抽完烟，立刻去餐厅帮你大哥洗盘子吧！"

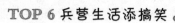

不见另一舰

一位海军上将率领两艘巡洋舰出航。 一天，他喝酒后到甲板上视察，边举着望远镜看，一边对陪同说："这支舰队应该有两艘巡洋舰，怎么不见了另外一艘？"

等了一会儿，将军见没人回答，便大光其火："怎么啦？ 另一艘到哪去了？ 笨蛋！"

陪同鼓足勇气，结结巴巴地说："报告长官！ 舰……舰在您……您脚下！"

齐 步 走

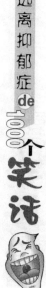

士兵们正在操场进行队列训练。

在指挥官的口令下，他们已经走了近一个小时，又热又累，都想休息一下。

这时，他们又排成横队朝着一幢房子笔直走去……他们意识到指挥官已没工夫再发口令停下，不约而同想到会撞到墙上。 但军人以服从命令为天职，士兵们便勇敢地朝墙走去。

霎时间只听见接二连三传来一个个碰撞声。

他们正准备大笑一下，突然传来一个生气的吼声："如果你们步伐一致，撞到墙上，我应该只听到一个声音！"指挥官大声呵斥着。

含羞之时

在第二次世界大战之后，英国的军队仍驻扎在远东的一个国家，未及撤退。 有一天晚上，有六个英国兵趁着守卫在打瞌睡的时候，溜达到国王的后宫去了。 他们深入后宫，不久终于被发觉，立刻被送到他们长官那儿，长官一见，大为震怒。

他带他们来到东方是代表大英帝国的，他们是来自有教养、有知识的英国家庭，而且受过严格的训练，做出这样的事来，简直侮辱了他们的家庭和国家。 六个犯过兵羞愧得无地自容，正当他们要离去的时候，那长官迟疑地咳嗽了一下，把他们叫住了，他说："听我说兄弟们，那里面到底是什么样子呀？"

密码电报

"这是将军发来的一封电报。"一个士兵前来报告，"是发给您个人的，上校。"

"你念吧！"上校命令道。

通讯兵念道："我们这次失利首先应归罪于你的愚蠢与无能！"

"这是一份密码电报，立即把它译出来！"上校严肃地指示道。

新　兵

新兵列巴坐在一辆有轨电车里，在一个车站停靠时，上来一位大尉军官，只见列巴"刷"地一下立正姿势站着。

"坐下。"大尉边说边坐到列巴对面的座位上。

电车驶到下一车站时，列巴又站起来，向大尉行举手礼。 大尉挥手示意："坐下，坐下。"

电车继续向前行驶，来到下一站时，列巴又站起来。 大尉有点不耐烦了："你坐下吧！"列巴涨红着脸，小心翼翼地轻声说："对不起，大尉同志，我已经坐过 3 站了。"

不是我的兵

公共汽车公司经理打电话给卫戍司令："司令阁下，您的士兵太无法无天了！ 当我的公共汽车经过您的兵营时，您的士兵向汽车开枪射击。"

卫戍司令："真的会发生这种事吗？"

经理："幸运的是没有伤到乘客，但他们都非常准确地射中了轮胎。"

卫戍司令："非常准确地射中轮胎吗？噢！那绝对不会是我的士兵。我知道，到目前为止，他们还没有一个人达到射击标准。"

不识趣的号兵

国王检阅军队。

他身着戎装，神气十足地在队伍前巡视一番，深为有这样的部队而得意。得意之余，他突发奇问："军人们，如果我下令要你们对我开枪，你们会执行命令吗？"

几乎所有士兵都答道："会！军人的天职就是服从命令！"只有一个士兵高叫："不，我不开枪！"

国王大喜："啊，我的孩子，我终于发现了一个真正爱戴他的国王的士兵！我要重重奖赏你！"

国王又问："你为什么不对我开枪？"

"因为我没有枪，我是个号兵！"

官兵有别

视察军舰的海军上将和舰上士兵闲谈，他问水兵汤姆："如果有士兵失足落水，你怎么办？"

汤姆立刻答道："我会立刻发警报并抛个救生圈给他。"

"如果是个军官，譬如说我呢？"海军上将继续问。

汤姆迟疑了一下，然后答道："我坚信你们自我解决问题的能力比士兵强。"

劣 射 手

一名新兵打了数十发子弹，无一命中。气得教官大骂："饭桶，别再打了，你到树林里去自杀好了！"

新兵走进树林，不久便传来一声枪响。教官大惊，只见那新兵飞快地跑了过来，立正，敬礼，说："报告教官，我刚才向自己开了一枪，但没击中。"

无可奈何的回答

一位很严厉的军官正在给他的新兵们训话："你们知道我叫什么吗？我的名字叫石头，实际上我这个人比石头还硬，训练中休想要花招，免得自找麻烦。"然后，他逐一询问这些士兵的名字，并一再强调回答时要响亮。士兵们都逐个把名字告诉了他，但最后一个士兵却沉默不语。军官十分生气："你为什么不把名字告诉我？想故意捣蛋吗？"士兵无可奈何地答道："我的名字叫铁锤，再硬的石头都敲得碎。"

终于明白了

新兵不慎把背包丢掉了，中尉严厉地批评道："这要关你 5 天禁闭！除此之外，还要从你的津贴中把背包钱扣除。"

"中尉先生，您是说，要我赔那个背包？"

"是的，多亏你丢的只是个背包而不是坦克！"

"现在我总算明白了，海军舰长为什么总要宣誓说要与战舰共存亡了。"

更高的荣誉

一位新上任的上校穿着刚上身的新制服检阅部队，来到一个新兵跟前："喂，小伙子，抬起头来，即使听大人物的话也要这样。好，现在你可以同我握手了。这样你可以写信告诉你爸爸，说你已经握过上校的手。你爸爸一定会为你感到骄傲的。不过，顺便问一下，你爸爸是干什么的？"

"一个将军，先生。"

符合征兵要求

一位青年来到医院进行征兵体格检查，医生对他说："脱下你的外衣和衬衫，把皮带松开，坐在那张椅子上。"青年按照吩咐做了一切。

医生注视了他一会儿，说："行了。"

"医生，你还没给我体检呢。"青年说。

"没必要了。"医生和颜悦色地说，"我叫你脱下外衣和衬衫，你能听见，说明你听力正常；你能看见我指的椅子，说明你的视力不错；你能敏捷地脱下衣服，坐在椅子上，说明你没什么疾病；你能正确无误地按照我的吩咐去做，说明你的理解能力很强。 你的身体完全符合征兵要求。"

三个问题

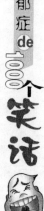

腓特烈大帝拥有一支巨人卫队，由于这些人个子极高，要想找到同样高大的人补充卫队是很困难的，况且腓特烈大帝还立下规矩：不会德语的人不能进入巨人卫队。 这样一来，负责挑选卫兵的侍卫长就更加难办了，他有时只好选择一些个子够高而不会说德语的人，教他们一些德语，以便回答国王的简单提问。

腓特烈大帝经常检阅守卫城堡的士兵，他每次都要向他所见的卫兵问这样三个问题："你多大年纪？""你到我的卫队多久了？""你对这里的伙食条件是否都是满意的？"因此，侍卫长首先要教会不会讲德语的新兵怎样回答这三个问题。

一天，国王同一个新兵谈话时，把问题的顺序换了一下。 他首先问："你到我的卫队多久了？"那个年轻的卫兵立即答道："报告陛下，20年。"腓特烈十分惊讶，接着问："那么你多大年纪？""报告陛下，6个月。"国王听后非常生气，问道："到底我们两个谁是傻瓜？"卫兵很有礼貌地回答："报告陛下，都是。"

TOP 7

快乐家庭乐融融

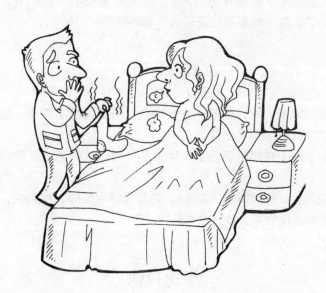

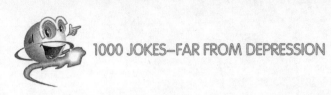

1 + 1 = ?

开学第一天，老师问小明："小明，1＋1＝？"小明说："不知道。"老师说："那你回家问问你的家人去。"

小明去问妈妈，妈妈正在和别人吵架，小明问："妈妈1＋1＝？"妈妈说："王八蛋！"小明知道了1＋1＝王八蛋；小明又去问爸爸，爸爸正在喝啤酒，小明问："爸爸1＋1＝？"爸爸说："爽！"小明又知道了1＋1＝爽；小明又去问爷爷，爷爷正在看电视，小明问："爷爷1＋1＝？"爷爷说："黑帮老大！"小明知道了1＋1＝黑帮老大；小明又去问姐姐，姐姐正在唱国歌：起来不愿做奴隶的人们！ 小明知道了1＋1＝起来不愿做奴隶的人们；小明又去问妹妹，妹妹正在唱儿歌："小兔子乖乖把门开开！"小明知道了1＋1＝小兔子乖乖把门开开。

第二天，老师问："小明1＋1＝？"小明说："王八蛋。""啪"，老师打了小明一巴掌，小明说："爽！"老师莫名其妙地说："谁教你的？"小明说："黑帮老大。"老师吓了一跳，问："小明你在干什么？"小明唱道："起来不愿做奴隶的人们。"老师把小明关出门外，小明边敲门边唱到："小兔子乖乖把门开开。"老师晕了！

烤 熟 了

妻子抱怨晚上太冷，买了一床电热毯，但丈夫怕不安全，经过半天时间解释，他才肯睡这床电热毯。

在睡前，妻子在烤箱里放了一块火腿，用低温烤着，以便早上起来不必赶做早点。

到午夜后，一阵肉香飘入卧室，丈夫从梦中惊醒，跳起来，摇醒妻子说："亲爱的，快醒来，我们被烤熟了。"

进步真快

儿子："妈妈，这次我考试得了第5名，快给我煮个鸡蛋。"

妈妈："好孩子，进步真快。 妈妈今天给你煮两个鸡蛋。"

儿子："谢谢妈妈！"

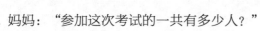

妈妈：“参加这次考试的一共有多少人？”

儿子："5 个人。"

臭味相投

一对年轻恋人决定结婚，当大日子将近时，两人都有一点害怕，因为每一个人都有一件秘密没有告诉对方，准新郎终于决定找他父亲寻求建议。 他对父亲说："我很担心我的婚姻会有问题，会失败。"

他老爸问："怎么啦？ 你不爱这女孩吗？"准新郎说："爱，我非常爱……但是我的脚很臭，我怕结婚以后，她会厌恶我的脚臭，连带地厌恶我……"他老爸说："这简单，你只要常常洗脚，随时都穿袜子，即使睡觉都穿袜子。"准新郎想了想，觉得是可行的方案。 新娘则把她的问题告诉她母亲："妈，当我每天早上醒来时，我的嘴里的气味很臭，我怕会把我的老公吓跑！"母亲说："亲爱的，这不是问题，每个人早上起床时，嘴里都会有臭味的啊！"女儿说："不是，你不了解，早上起来我的口臭很严重，我怕我老公不愿意和我同房睡！"母亲说："这样子啊，那你每天早上起来不要开口，先去浴室刷牙漱口……重点是在刷牙漱口前绝不开口说话。"女儿问："早上醒来也不要说'早安'？"母亲说："一个字都不要说"。 准新娘想，值得一试。

这对情侣结婚了，各自记得他们的建议，他从不在人前脱袜子。 她早上刷牙漱口前绝不开口。 两口子倒是相安无事。 几个月后，一天早上丈夫醒来，发现一只袜子脱落不见，他吓死了马上在床上到处找袜子。 结果把妻子吵醒了。 她想都没想，就开口说："你在干嘛？"

丈夫说："老天，你把我的袜子吃下去了。"

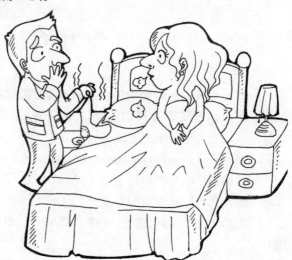

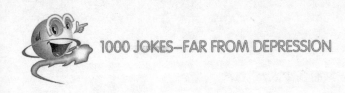

煮 阿 姨

"妈妈，你为什么要煮爸爸的筷子和碗呢？"

"因为爸爸上班的地方发生了传染病，爸爸被传染了，所以爸爸嘴巴碰过的东西都要煮一煮，这样叫做消毒，你懂不懂？"

"哦！这么回事。可是，妈妈，你为什么不煮一煮隔壁的阿姨呢？"

谁说了算

一次爸爸问孩子："在家里谁说了算啊？"

"爸爸啊，你是家里的头。"

妈妈知道了就也问他："家里谁说了算啊？说得好，给你买糖吃。"

孩子说："是妈妈，是妈妈！"

"你不是说爸爸是家里的头啊？"

"可是妈妈是家里的脖子，脖子让头朝那转就朝那转……"

为 什 么

小妹正上高二，处于少男少女青春期萌动的时候，家里人都怕她早恋耽误了学业，于是看她看得特紧。那天小妹不在家，电话响了，"找周ＸＸ。"一个大男孩怯怯地说。

"她不在家，你姓什么呀？"我赶紧问道。

"姓魏。"那边的声音更小了。

"魏什么？"我有点得寸进尺。

"为什么？"那边显然一愣，接着，"不为什么，因为我爸爸姓魏！"

三天不见

一个男人周五下午离开家去上班。 这天是发薪日，因此他没有回家，整个周末在外面与男人们狂欢，并花光了他的全部薪水。

周日晚上他终于回到家里，火冒三丈的妻子正等着他，连珠炮似的对他的所作所为骂了将近两个小时。 最后，妻子停止了喋喋不休的责骂，问他："要是你也连着两三天见不到我，会作何感想？"

他回答说："我会感觉挺好的。"

周一过去了，他没看见妻子。

周二和周三也过去了，他还是没有看见他妻子。

到了周四……肿消了一些，他终于勉强能从左眼角看到妻子一点点了。

电报寄鞋

老三的小儿子在太原上大学，老伴让他给儿子买双鞋寄过去。 老三想，用包裹寄要走好几天，听说电报很快，就把新买的鞋挂到了电线杆子上。 回了家和老伴一说，老伴说："光听说电报寄信，没听说电报寄东西，你赶快去把鞋给找回来。"等他们赶到电线杆子边时，早就有一个小伙子把新鞋取下穿上走了，鞋盒子里只留下一双旧鞋，老三一见拍着手说："嘿，这电报就是快，才一袋烟的工夫，咱娃就收到新鞋了，还把旧鞋给咱寄回来了。"

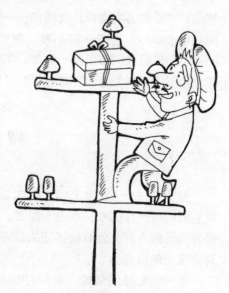

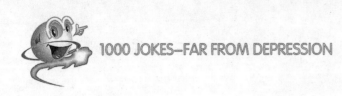

恍然大悟

丈夫上班前，妻子对他说："请你顺便拿我的皮鞋到你单位旁边的皮鞋店修理一下好吗？"

丈夫没有用东西来包它，用手一提就出门走了。一路上愉快地吹着口哨上了公共汽车。车里的一位仁兄把那双皮鞋打量了半天，然后恍然大悟他说："对呀！如果不想让太太乱跑，这种做法最有效！"

十年后离婚

老江和老婆吵架，老婆恶狠狠地骂道："没本事的家伙，除了骂老婆，什么都不会了，咱们离婚，随便再嫁一个，都比你这窝囊废好。"老江一听焉了下来，低声嘟哝："我脾气是不好，收入是少，以后我不再和你吵架了，认真地做生意挣大钱。你就再给我十年机会吧？如果我改不了臭脾气，发不了财，你不和我离婚，我也主动走了。"老婆露出得意的神色："看你那窝囊样，就再给你一点时间，以后敢和姑奶奶吵架，姑奶奶立马改嫁！"老江一言不发，转头擦地板。看看老婆不注意，低声嘀咕："十年后我们都过四十岁了，男人四十一支花，女人四十比豆腐渣还渣，我看你那时怎么牛，哼哼，君子报仇十年不晚！"

做　主

星期天，小张在家上网，接到老婆的电话，要他赶去商场跟她会合，说要给他买一件棉衣，小张不愿去，想让老婆给他捎一件。老婆说："还是你自己做主好，免得我买回去你不满意。"难得做一回主，小张不想放弃这宝贵的机会。

小张匆忙赶到商场，兴冲冲地挑了一件蓝色的，可是老婆嫌蓝色太土。小张垂头丧气地挑了一件浅黄色的，老婆满脸不屑地说："你一把年纪，还要装嫩啊！"小张惶恐不安地又挑了一件深黄色的，老婆说："颜色倒是不错，只是式样不好看。"小张没办法再挑下去了，可怜巴巴地看着老婆，请她帮我挑一件。

老婆得意地说："就知道你眼光差，我早给你挑好了。"说完，拎出一件棉衣，走向收银台……

反对搭卖

女："我和你结婚还有个条件。"

男："亲爱的，你说吧，只要能和你结婚，我什么条件都答应。"

女："这个条件很简单，我要把我妈带来，因为她只有我一个女儿。"

男："这……"

女："怎么，你不同意？"

男："你不是不知道，现在商店都在反对搭卖！"

度日如年

有一位到城里打工的青年给远在农村的父母写信，告知自己在城里度日如年。

老父亲看完信后高兴地说："这小子在城里混的还挺好，过日子就像过年一样。"

老母亲却不放心地问："那为什么还要我们寄200块钱给他呢？"

"你真老土，天天过年能不要钱吗？"老父亲不耐烦地开导老伴儿说。

数目没错

安夫人定购了一打鸡蛋，但送给她的只有10只，于是她去找商店的主人。

"我早上不是定了一打鸡蛋吗？"她问。"是的。"店主回答说。

"但你们只给了我10只。"

"哦，对了，其中有两只是坏的，我们替你扔掉了。"

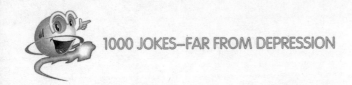

健康可爱

作业做了很久，小明顺手打开收音机，一个温柔的声音传出："如果肤色粉红、脸上的绒毛嫩柔软，那么说明很健康……"听到这里，小明忍不住摸了自已的脸，对镜顾盼，再笑一笑，样子健康可爱。

这时，又听播音员说道："好，听众朋友，这次我们的《养猪知识讲座》就讲到这里！"

第一次相亲

有一个 23 岁的女子，在伯母的介绍下，第一次相亲。 一番老套的客套后女孩子觉得男方魅力不足，更何况自己还年轻机会还有很多，便心里想要拒绝这第一次的相亲。 正这样想的时候，男的突然开口问："请问你是第一次相亲吗？"接下来又说，"其实我朋友给我忠告，相亲时若没有重大不满，最好跟第一次相亲的对象结婚……"他解释说，"根据朋友相了很多次的经验，相亲次数越多，对对方的满意程度会越来越下降，因为每一次会对下一次有更多的期待。 我朋友最后不得已结婚了，却觉得第一次相亲的女孩最好！"

这个女孩此时就想，天哪！ 他是不是在暗示我了？ 女孩越想心跳越快，这男人中意我了，她不禁有点得意，内心酥麻麻的，再想想，他说的好像也有道理，且他的条件并不差，只是少一点她所希望的魅力罢了，似乎可以再考虑考虑。

于是，女孩有点羞答答地问："那您的意见是打算听从你朋友的劝告吗？""是啊！ 早听他的劝告就好了！"这男的一脸悔意。

我为什么没有

女（三岁）："妈妈，阿姨为什么肚子这么大呀？"

妈妈："那是因为阿姨有了娃仔啦，你的小弟弟哟！"

女："哦！ 哪怎样才有娃仔呀？"

父亲："小东西，这是因为男人和女人睡觉啦！"

女："哦，这样呀，妈妈，我昨晚和哥哥睡了，我为什么没有娃仔呀？"

他们儿子

四个退休的家伙正在打高尔夫球，第一位将他的球打进树林，在他进入树林找球之后，其他三位的其中一位开腔问："鲍伯，你儿子近来如何？"鲍伯答："我儿子得到一家名牌汽车的经销权，而且今年生意好得不得了。他便送一部车子给他的朋友。"第二个家伙问："比尔，你儿子混的怎样？"他回答："我的儿子得到一艘游艇经销权，今年生意比以往更好。于是他便送了一艘游艇给他的朋友。"第三个家伙问"乔治，你儿子近来可好？"乔治说："你们知道我儿子是不动产经纪商，今年房地产不错，他甚至送一栋房子给他的朋友。"这时，到树林找球的家伙回来了，于是他的同伴问他说："山姆，近来你儿子怎么样？"山姆答："我也不很清楚，就你们知道我儿子是个同性恋，但他最近一定是走了什么狗屎运，因为他的朋友们，送他一栋房子、一部车子及一艘游艇。"

有力的证明

在街上，一辆自行车碰倒一个小男孩。小男孩的母亲告到法院，说她的孩子受了重伤。

法官问："伤到什么程度？"

母亲回答："他的手现在只能举到下巴，再也上不去了。"

孩子在旁边举举手，很吃力地才举到脖子，满脸痛苦表情。

法官又问："那么以前能举多高？"

母亲说："能举过头顶。"

孩子为了证明母亲的话，飞快地将手举过了头顶。

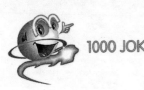
取 钱

一位女士带着两个吵嚷不休的孩子去银行取钱，这位女士不想使她的孩子没有教养的举止暴露在这么多人面前。所以，在进入银行后，她突然对她的孩子叫道："脸朝墙壁，不准说话。"一下子，银行里所有的人都面向墙壁，不敢出声。

夏 之 猫

冬天时，满天风雪，天气很冷。

明生问他母亲道："妈！我们一个个都穿了许多衣服，还不见暖和。为什么猫儿身上，一件衣服也不穿，倒不会冻死呢？"

他母亲笑道："你呆极了！猫儿身上长了许多毛，可以抵得我们很多的衣服，怎么会觉得冷呢？"

过了几个月，明生已放暑假。一天，他母亲忽然看见猫儿从书房里跳出来，不觉大嚷道："哎哟！猫咪身上光赤赤的，毛到哪里去了？"

只见明生由房里抢出来说道："现在天气热得很，我们的皮衣，老早都收起来了。猫儿身上还披着这么厚的毛衣，我怕它热坏，所以我拿了剪刀，替他剪光了。"

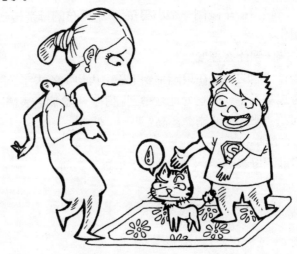

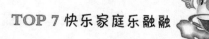

交给老婆

齐达内："你猜我领到工资后会怎么办？"

菲戈："交给老婆？"

齐达内："不，是存到银行。"

菲戈："这才是男子汉。"

齐达内："然后把存折交给老婆。"

听懂语言

毛毛从电影院回来，十分高兴地对爸爸说："爸爸，我现在不仅能听懂英语、法语，还能听懂日语和阿拉伯语呢！"

爸爸十分吃惊地问道："你是怎么学会听懂这些外国话的？"

"一点不难，一听就会。"毛毛说道，"这几天我在电影院连看了几部外国片，其中有英国的、法国的，还有日本和阿拉伯的，影片中这些人说话我全都能听懂。"

时钟口吃

"现在几点了？"约尼太太在睡梦中听见丈夫归来，满腹狐疑地问。

"大概是凌晨 1 点钟了吧！"丈夫回答。

就在这个时候，时钟敲了 3 下。

"哎呀，怎么搞的，"他大声说，"从什么时候起这只钟口吃起来了？"

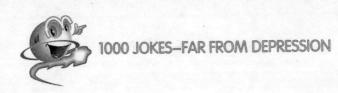

弄假成真

甲："听说你跟陈先生离婚了，是不是？"

乙："是的，我想不到他这么心狠。"

甲："听说，离婚是你提出来的，是不是？"

乙："是呀……"她情不自禁地大哭道，"我没想到，他立即就同意了。"

思妻挨罚

柯南从巴黎回来，对妻子讲述他在歌剧院门口的经历："我在那儿看到许多漂亮的女子，而且一个比一个美。"

妻子生气了："你根本没想我！"

"当然想了！为此我还花了 20 个法郎！"

"为什么？"

"我当时想起了你，就啐了一口——因此须交 20 法郎的罚金！"

不得苛求

岳父母结婚 30 年，互敬互爱，从不吵架。女婿为此特地请教岳父。

岳父说："我结婚时我岳父告诉我，'不要批评你太太的缺点或怪她做错事。要知道，就是因为她有缺点，有时做错事，才没有找到更理想的丈夫。'你要牢牢记住这句话。"

投诉电话

小张经常被老婆打成猪头，一同事实在看不下去，就给了小张两电话号码，说是报纸上抄来的家庭暴力投诉电话，如果小张再受欺负时可以打过去投诉。

这一天小张又挨打了，实在忍无可忍，小张拨通了第一个电话。 只听电话里的人说："这里是妇联，请问你哪位？"嗯，这里不适合他，小张立刻放下了电话。

拨通第二个电话，电话里的人声音很好听："这里是动物保护协会，请问有什么动物受欺负了？"

完　了

小明明天就要考试，但晚上却在看电视。

小明妈妈担心地问："书都看完了吗？ 明天要考试啊！"

小明爽快地回答："妈，我看完了。"

小明妈妈很开心地赞扬小明："乖，那明天你一定考得很好呢！"

小明哭着说："妈，我是说，'妈，我看，完了'。"

历史学家

"你妻子是做什么的？"

"她是个家庭主妇，不过只要她一和我吵架，她就成了历史学家。"

"你是说，她歇斯底里吗？"

"不，她揭我的老底，一件琐事都不会落下。"

董事长的三个女人

钟点工欧阳第一次来到董事长家，一个打扮艳丽的女子跑了出来。

欧阳说："你女儿好美啊！"

董事长两眼一瞪："你说什么？ 她是我夫人！"

这时，另一个年龄稍大一点的女子也走了出来。

欧阳小声问："她是你二奶吗？"

董事长生气地说："混蛋，她是我女儿！"

一个年纪看起来很大的女人向这边走来。

欧阳又问："董事长，她是你妈妈吧？"

董事长怒道："胡说八道！ 她是我前妻。 今天带女儿来大闹天宫的！"

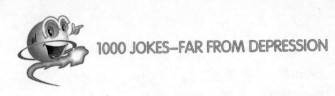

报 应

有一个男人，中年得子，甚是溺爱，含莘茹苦拉扯儿子成人，辛辛苦苦供儿子上完大学，儿子西装革履，红光满面，自己却衣衫褴褛，饥肠辘辘，省吃俭用为儿子买了房，娶了妻，自己也老了。然而儿子不孝，在一个风雨之夜将他赶出了家门。老人来到一个破庙避雨，老人很伤心，仰天长叹："上苍呀，为什么对我这么不公平？"在一道闪电过后，一个更苍老的声音说："这是报应啊。"这时老人看见一个比他更老的人从破庙的角落里走出来。老人大惊："你是上苍吗？"更老的人说："混蛋！在二十多年前你就把我赶出来了，我是你爸爸呀，你已经不认识我了？"

抽 烟

大李平时不爱抽烟，这天午间休息，他却躲在角落里一个劲地抽闷烟，同事觉得很奇怪，就问："大李，你怎么抽烟了？"

大李脸涨得红红的："我是没办法呀，谁让这'红梅'烟和我老婆重名呢。"

同事笑着说："原来是想老婆了。"

大李的脸突然由红转青："什么呀，她既然敢动手打我，我也不是吃素的，我就敢狠狠地抽她。"

受伤的鸽子

有一天下午，我和姐姐，哥哥三人围坐在石榴树荫里正打牌，忽然"扑簌簌"院子里落下了一只鸽子。它扑腾了半天也未能飞起，可见受了重创。我们围过去一看，原来它的腋下中了一枪，很严重，血肉模糊，已见白骨。我和姐姐都不约而同的把渴盼的目光投向了哥哥。

哥哥立刻来了精神，飞跑进房间里"哗哗"翻书。

"一定是去找怎么救治的书。"我猜到。

姐姐则不以为然："我看不是，他肯定是找解剖的书。"

不一会儿，哥哥兴冲冲的大叫着举着一本书出来了，一看，《烹调大全》，第28页《鸽子的几种做法》！

傻瓜生的

小明："妈妈，鸡蛋是从哪里来的？"

妈妈："是鸡生的。"

小明："那鸭蛋又是从哪里来的？"

妈妈："当然是鸭子生的喽！"

小明："噢，我明白了，我一定是傻瓜生的。"

妈妈："啊！你这是听谁说的？"

小明："妈妈，本来是这样嘛，不然幼儿园的小朋友怎么都管我叫傻瓜蛋呢？"

几 点

家里唯一的一只表坏了，妻子叫丈夫去修，丈夫很懒，迟迟不肯去。一天晚上，妻子对丈夫说："叫你去修表你不去，现在连几点都不知道。"

丈夫说："这好办！"接着大吼一声，只听得楼上的一位邻居说："叫什么，现在都11点了，我明天还要上班呢！！"

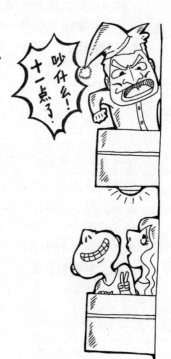

岳母之死

一位新婚的农夫接待岳母的来访。这个农夫竭力以友好、真诚的态度对待他的岳母，希望建立起友好的而非对抗性的关系。

然而，一切都是徒劳的。他的岳母与别

的许多做了岳母的女人一样，一有机会就指手划脚，不停地向做女婿的提出不受欢迎的建议。农夫心中烦不胜烦。

他的岳母大人在视察牲口棚时，一只骡子突然发狂，抬起后蹄，踢中了她的头部，使她当场丧命。尽管农夫对岳母的专横苛求十分不满，但还是觉得伤心。

两天后举行葬礼的那一天，农夫站在灵枢旁接受人们的哀怜。一个朋友注意到，每当有女人来到农夫面前说些什么的时候，农夫都会点头，而有男人来到他面前说些什么的时候，农夫则总是摇头。朋友对农夫的古怪行为甚为不解，在葬礼结束后问他到底是怎么回事。农夫答道："女人们都说：'多么不幸的事啊！'所以我就点点头；而男人都说：'能把你的骡子借给我吗？'我则摇摇头，因为前两天来借这头骡子的人太多了，已经订满一年了。"

六个人已经足够了

A 君出去买东西，在街上看到自己的岳母正被六个女人群殴。

A 君站在那儿看了一会，这时岳母一个邻居走过来，她认得 A 君，于是问 A 君："你不去帮忙吗？"

A 君回答说："不，六个人已经足够了。"

测 谎 器

爸爸有一个测谎器，他问德华："你今天数学成绩如何呢？"

德华回答道："A！"测谎器响了。

德华又说："B！"机器也响了。

德华又改说："C！"机器又响了。

爸爸很生气的叫道："我以前都是得 A 的！"

这时，测谎机却翻倒了！

长大当老师

父亲："老师在家长会上跟我说，你上课总爱讲话，以后要改正。"

儿子："为什么要改正？在课堂上老师讲的话比我要多好几倍呢！"

父亲："那是老师在讲课，不说话怎么讲？"

儿子："您不是经常讲'凡事要从小时候做起'吗？我长大也要当老师，现在不练怎么行？"

登上太阳

爸爸说："科学技术发展的很快，人类已经实现登上月球的愿望。"

洋洋听了说："将来我长大了，要登上太阳。"

爸爸说："太阳上非常热，人根本上不去。"

洋洋笑了起来："爸爸真傻，难道我不会晚上去吗？"

报　复

孙子顽皮，爷爷让他站在太阳下晒着。父亲看见说："孩子，你怎么站在太阳下晒着？"

孩子说："我顽皮，是爷爷要我站的！"

父亲说："你回家，我来站。"

一会爷爷来了，不见孙子，儿子却站在那里，爷爷说："你站在这干什么？"

父亲说："你晒我的儿子，我就晒你的儿子，看你伤不伤心！"

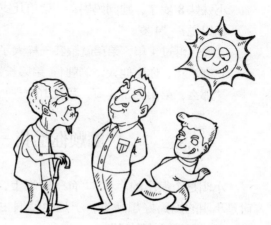

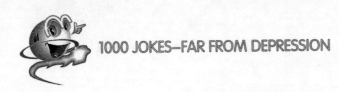

不撒谎请不动人

老公人缘特好，经常有同事同学约他去玩或去他们家里喝酒。

节前我对老公说："我这几天有时间，请你的几个朋友来家里吧，总是人家请你，多不好意思啊。"

老公说："还是不请他们吧？"我说："过这村没这店啊！以后你想请时我没时间你别怪我！"

老公说："我怕请不动他们。"我更加百思不得其解：平时他们下班都不让我老公消停，总打电话来"骚扰"，让他们来我家还请不动他们？

我说："为什么？"老公说："他们说你事多，又不让抽烟，又不让大声说话，又不让这个又不让那个的……"

我大怒："我都做好思想准备不嫌他们了，他们居然嫌我！不来就不来，这几天谁约你你都不许去！"

一天晚上，老公说："你准备一下，我和朋友们说好了，他们明天晚上来咱家吃饭，然后我们玩通宵。"我说："你是不是告诉他们我说过过了这村没这店了？"

老公说："没有，我只是放了个假消息，说你去玩了，不在家！"

大 一 倍

小妹妹 8 岁了，她问妈妈："弟弟几岁了？"

妈妈说："4 岁。"

"噢，再过 4 年，弟弟就跟我一样大了。"

"傻丫头，你比他大一倍哩！弟弟长大了，你也一样长大呀！"

"那么，弟弟到了 8 岁，我就 16 岁啦。"

麻烦你给我一杯水

小明是个很小的小孩。有一天晚上，他一直哭着叫妈妈帮他做事，可是小明的妈妈好想睡觉，于是她就很生气地对小明说："不要再叫我妈，不然我就不认你了"。

但是小明现在很想喝水，但是又不能叫妈了，所以小明就很胆怯地说："王太太，麻烦你给我一杯水。"

请放回原处

我向来又马虎又健忘，因此家里人总是想办法提醒我。

前天，我刚进家门，就发现客厅的桌子上放着一张一百元钞票，平常没有什么零用钱，难道这次老妈发慈悲，给我一百块零用钱？

我心中不禁一喜……

可是当我拿起那张一百元钞票后，发现底下还压一着张纸条，上面写着："今天是外婆的生日，在家等我，我们一起去给外婆祝寿。注意！那一百块钱不是给你的，是为了引起你的注意，请放回原处！"

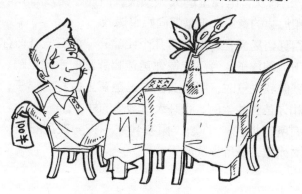

触 动

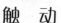

（儿子赖在床上不做作业。）

父亲："你要不做作业，将来会找不着工作的。"

儿子："才不想工作呢。"

父亲："那你顶好也不要结婚、成家！"

儿子："才……不要结婚呢。"

父亲："那你顶好也不要恋爱，不要跟姑娘接吻……"

儿子："才没工夫跟你闲扯呢——该做作业了！"

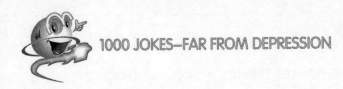

惩　罚

为孩子的事情，两口子经常闹矛盾。

一次，儿子做错了事，忍无可忍的爸爸非要揍他一顿不可。

妈妈护着儿子求情："饶他一次吧，下次再犯，罚他不迟。"

爸爸怒气冲冲的说："哼！　要是他下次不犯怎么办？"

家中天气真恶劣

4 岁的小格喜欢看电视里的天气预报，但他始终没有弄明白泥石流、台风、冰雹和海啸的意思，于是就向妈妈请教。

为了说得通俗易懂，妈妈作了几个比喻："泥石流就像你，哭时眼泪鼻涕交替往下流的样子；台风就像你爸爸喝醉酒时手舞足蹈、疯疯癫癫的样子；冰雹就像我生气时，用拳头在你爸爸背上捶打的样子；海啸就像你爷爷看到我和你爸爸吵架时，张开大口咆哮的样子。"

小格若有所悟地说："噢！　原来我家一天一次泥石流，一周一次台风，半月一次冰雹，一月一次海啸……"

一切都正常

一对年轻夫妇有个儿子，已经 4 岁了，可是这么大了还不能说话，他们心里很着急。　他们带他去找专家，但医生都没有发现什么问题。　有一天早上吃早餐时，那孩子突然开口了："妈妈，面包烤焦了。"

"你说话了！　你说话了！"他母亲大声叫了起来，"我太高兴了！可是怎么过了这么久才说话呢？"

"哦，在这之前，"那男孩说，"一切都很正常呀。"

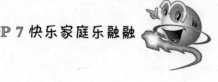

难得好天气

老婆购物属于"冲动型"，逛商场常常忍不住买热销中的新款衣服，马上穿在身上臭美。可没过多久，就发现该衣服打折一大半。为此后悔不已，觉得钱化得亏。

前不久，一个姐妹邀她去买反季的衣服，说是能省不少钱。老婆一兴奋，就给我俩分别买了件羊绒大衣。回来后，时常打开柜子摸摸，一脸的满足说："值！"

上周五一大早，下起了小雨，刚刚热起来的天突然冷了。下班后，穿短袖衬衣的我赶忙往回跑，想回家暖和暖和。谁知一推门，发现窗户大开，屋里的温度和外面没什么两样！

"老婆！怎么不关窗啊？"我着急地喊了她一声。"关窗干嘛？"老婆穿着新买的大衣，迈着优雅的猫步走过来："这天儿，正好穿大衣！"

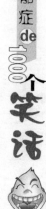

老丈人的生日

老丈人的生日，妻子和我商量送什么礼物好。

"买两条好烟，两瓶好酒。"我提议。

老婆立马反对："这不是加深我爸和我妈的内部斗争吗？"

老婆又说："给爸送一辆电动车吧，你看我妈、我小妹都有一辆。"我点头同意。

老丈人生日那天，我和妻子骑着新买的电动自行车去祝寿。

一进门，老婆邀功似的对老丈人说："爸，我给您买了辆电动自行车，以后您上班就不用那么累了。"

老丈人听了，没见他高兴，一脸苦笑道："唉，这车我不能要。"

老婆奇怪："为什么？"

"干嘛送辆电动车啊，还说是为了让我不累，其实你们是想累死我。咱家住7楼，每天拎你妈、你妹的电池就把我累个不行，现在你又让我再拎一个，不是想累死我啊！"

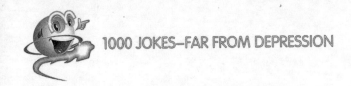

胖女儿

一日，母亲和她的胖女儿谈话。

胖女儿："妈！ 你为什么把我生得这么胖，害得我都没有人追！ 我看，我干脆下海算了！"

母："你要下海？ 那我看那些男人就要上岸了！"

胖女儿："妈！ 你怎么这么说！ 那，我不要活了！ 我要自杀！ 我要把自己烧成灰，让你永远认不出我来！"

母："哈！ 我怎么可能认不出你，只要找最大的那坨灰就是啦！"

喷雾剂

一天，女人发现一只黄蜂飞进屋里来了，就对丈夫大喊道："这里有一只黄蜂，我们还有喷雾剂吗？"

丈夫告诉她水槽下面还有一罐。

"亲爱的，"她叫道，"这是除蚂蚁和蟑螂的喷雾剂。"

"噢，"丈夫回答道，"别让它看到标签。"

老伯之牙

陈儿问他母亲道："我们一家人，天天都有好饭菜吃。 小弟也是母亲所疼爱的宝贝，为什么只给他一点一滴的奶水喝，并不给他吃饭菜呢？"

他母亲道："因为小弟没有牙齿，不会咀嚼东西，所以只好吃奶。"

陈儿怪道："我看隔壁老伯伯，嘴里也没有一个牙齿，为什么老婆婆不给他吃奶呢？"

希望、失望和绝望

儿子问母亲："妈，希望是什么样子啊？"
母亲回答："你爸买了彩票后的模样就是。"
儿子："那什么又是失望呢？"
母亲："就是你爸看到彩票没中奖后的模样。"
儿子："绝望呢？"
母亲笑了："就是我不给钱，你爸没钱去买彩后的模样啊！"

违章建筑

二牛喜欢学人家扮前卫，每天要去理发店换一个新潮发型，父亲看他这样，心里十分恼火。

一天，二牛头顶着个"蜂窝"似的新发型回到家。父亲一瞅，立马举起手一掌拍向二牛的脑袋："你个臭小子，这违章建筑必须拆除，去，拿推子去。"

造 句

小琴今天的语文作业是用"夜深了，妈妈还在……爸爸还在……"的句式造句，她在作业本上写道："夜深了，妈妈还在打麻将，爸爸还在上网。"

爸爸检查作业后，说："写作的事要源于生活而高于生活，不能这么平实地描述家里的情况。"

小琴听了用力点点头，于是认真地把原文改成："夜深了，妈妈还在赌博，爸爸还在网恋。"

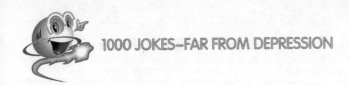

过 节

要过节了。 一对新婚夫妇不懂繁琐的节日礼仪，于是丈夫叫妻子去偷看邻居铁匠家是怎么过的。

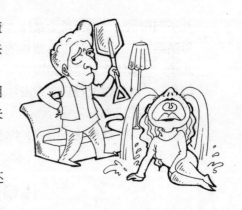

妻子走近窗口，看到铁匠正在用煤铲打老婆呢！ 妻子回家后，丈夫问她看见了什么，她始终不肯说。最后，丈夫气急了，拿起煤铲打她。

她哭着说："既然你都知道，还派我去干什么？"

不懂科学

儿子躺在沙发里看画报，母亲气喘吁吁地走进屋说："我买了一车煤，现在煤车停在桥那边，拉不上来，你来帮妈推一下吧！"

"哎，妈，你不懂科学，"儿子躺着不动，歪了歪头说，"按照牛顿的惯性定律，你只要把车子退后 20 米，然后猛冲上去，车子就能过桥了。"

讨 吉 利

大年三十，芳芳的爸爸挂年画。 他挂好第一张后，便叫芳芳从后面看他挂第二张是否与第一张齐平。 为讨吉利，他叮嘱芳芳说："我要是挂高了，你就说发财，我要是挂低了，你就说健康。"当他把画挂好后，芳芳左看右看都一样齐，于是报告说："爸，不发财，也不健康。"

正中下怀

职员向经理递交一份请假报告，说要请一天假来帮助妻子打扫房间。

经理认真看了报告，果断地回答："不行。"

"太感谢你了，经理先生！"职员高兴地嚷道，"我知道您会在关键时刻帮助我的。"

和她不熟

布郎森夫妇结婚已有30年了。 布郎森先生每天外出上班，他妻子则在家里操持家务。

一天晚上，布郎森太太羡慕地对丈夫说："对面楼上搬来一对年轻夫妻，我注意他们很久了。 那个男的帅小伙儿每天出门都要与妻子吻别，回家时也要亲吻妻子，人家多亲热呀！ 你为什么就不能这么做呢？""可是，我和那位女士还不怎么熟啊。"丈夫为难地说。

节 能 灯

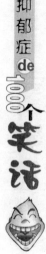

小明家客厅里新装的节能灯最近有些问题，通常按下开关后要等好几分钟才能跳出光亮。 做父亲的也懒得去修理，只是规定每到晚上灯要早开，好使灯在充分热身后跳出人间最需要的光芒。

一日，父亲晚归回来，发现客厅中仍是漆黑一片，便大怒："我是叫你们早点开灯的吗？ 怎么到现在还没开？ 现在再开又要让我在黑暗中等好几分钟了！"

小明很委屈地回答："一小时前就打开了。"

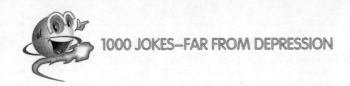

你最爱谁

爸爸问儿子："你最爱谁？ 是爸爸还是妈妈？"

儿子说："都爱。"

爸爸又问："如果我去美国，妈妈去巴黎，你去哪儿呢？"

儿子说："我去巴黎。"

爸爸又问他为什么，儿子说："因为巴黎漂亮。"

爸爸又问："那如果我去巴黎，妈妈去美国呢？"

儿子说："那当然去美国了。"

爸爸有些失落地说："为什么总跟妈妈走？"

儿子一脸坦然："巴黎刚才已经去过了。"

老爸的嗜好

老爸的最大嗜好就是逛商店。

我问他："世界上最有趣的事情是什么？"

老爸答："逛商店！"

"世界上最痛苦的事情是什么？"

"没有钱逛商店！"

"世界上最快乐的事情是什么？"

"有钱逛商店，但我就是不买！"

道高一丈

丈夫对久住不走的岳母大人深感厌烦，于是和太太拟定一个对付之计。

丈夫说："今天晚餐时，我假装嫌你的菜烧得不好，而你要坚持说你的菜烧得很好，我们假装这样争执，来请她老人家公断。 如果她说你烧得好，我就赶她出门。 如果她赞同我，你就请她离开。"

商量已定，晚上夫妻俩就依计行事。 先是夫嫌妇怨，继而双方发生争执。 最后，丈夫转向岳母说："你认为你女儿烧的菜怎样？"

老太太胸有成竹地回答说："我刚来这里不久，还吃不出味道的好坏，等我再吃几个月后，再作评判吧！"

恐 怖 书

鲁哥的孩子半夜砸他的房门，鲁哥开了门，孩子苦着脸说："爸，我睡不着，有没有什么恐怖书？"

鲁哥想了一会说："有，这书吓了我已经足有十好几年了！"

儿子一脸狂喜的问："什么书这么经典？！"

鲁哥说："我和你妈的结婚证书。"

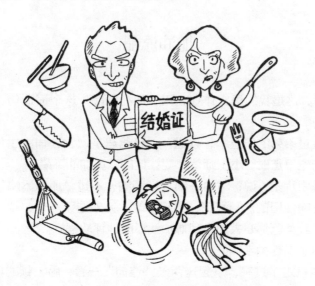

老妈问字

妈妈："儿子、儿子！ 来！ 'It is too easy！' 是啥？"

儿子："'这太简单了'。"

妈妈："简单还不快说？"

儿子："啊就是'太简单了'呀！"

妈妈："你以为我不会打你吧？"

语毕，就将儿子教训了一顿。

接着，妈妈又问：

"'what'这字何解？"

儿子："'什么'。"

妈妈："我说：'what'是啥意思？"

儿子："'什么'！"

说完，妈妈又把儿子教训一顿……

处罚完，妈妈又问：

"好，再问你，乖乖的告诉妈就没事。"

儿子："嗯。"

妈妈："常常听到人家说'fuck'是啥意思？"

儿子："（呜）………"

加油添醋

"哥哥，这是我的语文作业，用'加油添醋'这个词造句，你给看看吧。"

哥哥接过弟弟的作业本，读道："我爸爸是饮食公司副主任，他每天到中心饭店吃早点时，小王师傅都要往他的碗里加油添醋。"

哥哥思索片刻，说："句子倒是通顺的，不过'加油添醋'这个词一般是作为比喻使用的。"说完，拿起铅笔，另外造了一句："中心饭店每次评奖时，我爸爸都要去为小师傅加油添醋地评功摆好。"

弟弟看了连连拍手叫好。

这时爸爸走了过来，拿起这两条"造句"一看，脸上顿时显出不快，嘟囔道："这写的是什么东西，纯属'加油添醋'！"

两 代 人

"五一"节后姐姐要出差，姐夫工作又忙，所以把外甥女春天送到老妈家，让老妈帮忙看几天。

一大早，老妈就带着春天去陶然亭玩，还买回来一个大公鸡的氢气球。回到家后，春天拿着气球问老妈："姥姥，为什么这个气球能飘起来呢？"老妈回答道："因为里面有氢气。"春天似懂非懂地点了点头，就接着去玩气球了。

昨天早上，春天起床后，发现气球落在地上，飘不起来了，于是很着急地问老妈为什么气球会飘不起来了。

老妈解释道："因为氢都跑了，就剩气了……"

言过其实

一个品性不良，不务正业，老是花天酒地的男人死了，他太太平时虽然恨他入骨，但也不免含悲在灵前谢客。听到朋友在念祭文时，有一段竟是：君性纯厚、品性兼优、赡家教子、济弱扶贫，无不爱戴。他老婆低声问儿子："你快去看看，棺材里躺的是不是你爸爸？"

都是为了太太

菲思特从公司领薪水回家，高高兴兴走在街道上。当他拐进一条小巷时，突然给一个蒙面强盗拦住，要他交出钱来。

菲思特哀求道："请放过我吧！我太太是不会相信我遇到强盗的。"

强盗冷笑着说："放过你，我太太会相信我今天没有收获吗？"

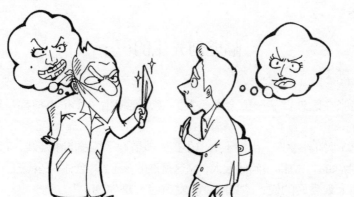

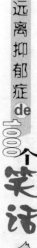

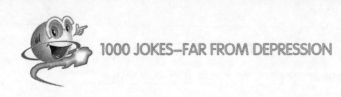

丢 车 记

小王每天上学都骑自行车，上周因为忘了锁车而将车丢了，回去后被他的老爸"骂"了一顿。 教训归教训，第二天老爸又给他买了一辆新的。

没用到一周，新车又丢了。 小王回去后，老王生气地问："是不是又没锁车？"

"锁了。"

"锁了怎么会被偷掉呢？！"

"不过忘了把钥匙拔出来！"

到底谁聋

我怀疑我太太耳朵渐聋，决定考验一下她的听觉。 我轻手轻脚走到她身后 10 米的地方。 "惠芬，"我说，"你听得见我说话吗？"

她没有回答。

于是我移到她身后 6 米的地方。 "惠芬，"我重复说，"你听得见我说话吗？"她依然没有搭腔。

我再走前到离她 3 米的地方，问道："现在你能听见我说话吗？"

"听见，"她回答，"我这是第三次回答了，听见！"

隔壁何先生的……

老张在国外娶了一位金发美女为妻，连续生了 4 个小孩都是黑头发东方脸孔。

第 5 次怀孕生产，当护士抱出小孩，却是一个红发的小娃娃，老张一看，气的暴跳如雷，立即质问他太太，"这是谁的孩子？ 绝对不是我的。"

他太太委屈的说："真的，我发誓绝对是你的。"

出院后连续几天不断争执后，他太太实在不堪其扰，小声的跟老张说："跟你说实话吧！ 老五真的是你小孩，只是其他 4 个，他们的父亲是隔壁的何先生！"

不能让他听到

哈瓦和他的夫人，虽然分居两地，但时常用通信来沟通感情。

可惜哈瓦不识字，每次夫人来信他都要请别人代读。

有一次，哈瓦接到老婆的来信，便匆匆来到朋友家。

朋友大声地念着哈瓦老婆的来信，哈瓦则在他的后边用双手捂住了他的两耳。其他人见了觉得很奇怪，问："哈瓦，你捂他的耳朵干吗？"

哈瓦回答："是这样的，我不认识字，请朋友给我念老婆的来信，可我总不能让他听到我老婆对我说的话呀。"

难怪他打你

小张从县城买回来两斤茶叶，老婆问他："这东西怎么吃？"小张说："拿开水一冲就行了。"第二天，小张刚一回家，老婆就对他说："你买的那草儿不好吃，一股怪味。"小张一看，老婆已经将两斤茶叶都煮到了锅里，气得小张打了她一耳光，老婆跑到婆婆那里哭诉，婆婆喝了口茶，责怪道："难怪他打你，你怎么没放盐呢？"

认识得早些

小杜克央求哥哥说，"你去向妈妈要点钱吧，咱们两个看一场电影去。"

"要去你自己去，妈妈又不光是我一个人的。"

"可你跟妈妈认识得早一些嘛！"

别幻想了

"爸爸，我也能长成跟您一般大的大人吗？"

"是的，过20年。"

"到那会儿，我就可能用不着什么事都得先问问妈妈，可以想干什么就干什么了吧？"

"别说了，儿子，连爸爸我还没长大到那份儿上呐。"

特殊教育

老张在电梯里注视一个美丽的长发女郎，目不转睛，张太太非常不高兴。突然，那个女郎转过身来给了老张一个耳光，说道："下次别偷捏女孩子！"当老张夫妇走出电梯的时候，老张委屈的对太太说："我并没有捏她呀！""我知道。"张太太说，"是我捏了她。"

贺 信

一个母亲写信给他的儿子，祝贺他订婚："亲爱的儿子，我和你父亲听到这个消息非常高兴，感到很满意。我们焦急等待你们举行婚礼的日子来临，感谢上帝恩赐给你这美好婚姻。"

当儿子看信时发现这张纸的最后用另一种笔迹写了几句话："你妈妈找邮票去了，不要干这蠢事，傻瓜！过单身生活吧！"

吃 泡 面

弟弟很不喜欢妈妈煮的菜，偏偏喜欢吃泡面。妈妈就骂他："你不会出去买便当啊？吃泡面没营养！"弟弟顶嘴说："我就是喜欢吃，怎样？""唉呀，妈妈跟你说，泡面真的不是什么好东西，你爸爸公司有一个年轻的小姐，为了都把钱存下来寄回家，所以早上吃泡面，中午吃泡面，晚上吃泡面。天天吃泡面，结果三个月以后她死了！"弟弟(大惊失色)："真的假的？""妈妈怎么会骗你？""真的喔，那她是怎么死的？""这个啊……买泡面时出车祸……"

这顿打躲不了

前天儿子在学校闯祸了，妈妈把他拎回家，抄起笤帚吼道："小子，今天这顿打你是躲不了了。"儿子听了满屋子躲，最后趁妈妈不注意，窜出了家门。

他跑出去没 3 分钟，雨就下来了，妈妈嘟囔道："活该，使劲浇你！"正说着，儿子湿漉漉地回来了，他抱着脑袋说："妈妈，别打我了，我被这冰雹都砸晕了"。

推　理

小霞的男朋友是很会过日子的人，一般都很节省，用小霞的话说就是抠门。他精打细算，把日常开支压缩得很小，但只有一样——电话费高，连手机带座机，他一月的电话费超过六百元，没办法，谁让他是做业务的呢！

圣诞节小霞回了趟家，聊天时，把男朋友的种种作风都告诉了我妈，小霞妈一直笑着听我说，惟独谈到电话费时皱了皱眉。然后，小霞妈试探着问小霞："小霞，你男朋友他……他……是不是结巴？"

不该画汾酒

老万和老荣相约，二人都用最节约的方法请对方喝一次酒。到了老荣请客的那一天，老荣打开录音机，老荣的声音便传了出来："杏花村酒一瓶，莲菜、花生、牛肉、粉皮、猪蹄、腐干各一盘，请老万享用。"轮到老万请客了，老万掏出一张纸，上面画着一瓶汾酒和几盘菜，旁边写着一个"请"字。老万的老婆一见就发了火："人家请你喝杏花村酒，您

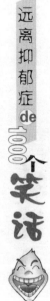

怎么请他喝这么贵的酒，那咱们不是吃了大亏了？"老万说："咱们不吃亏，杏花村酒是四个字，汾酒是贵些，却少写两个字，省了咱不少墨水和气力哩！"

怎么不让我下岗呢

老妈这些天忙着搞慰问演出，做饭有点马虎。

我们没什么意见，可老爸总是挑三拣四地不满意。

其实我们明白，并非老妈做的饭不好吃，而是老爸故意找茬儿。

他是不想老妈参加演出团，"快奔六十的主儿，也不怕闪了腰。"

老妈全当没听见，任他唠叨。

"这些天的菜不是太咸就是没味道。"老爸发牢骚。

"就是，妈的手艺越来越差。"大哥附和。

老妈解下围裙笑着说："好吧，我无条件服从组织安排，从今以后你爸做饭。"

老爸只好牺牲下棋的时间接替老妈的工作——买菜做饭。

天黑了，我们和演出归来的老妈一起回家。

老爸手忙脚乱地端菜盛饭，我们坐下就吃。

看着老爸满脸的期待，大家故意低头扒拉饭菜，谁也不出声。

吃完饭起身，老爸急了："好歹你们也说句话呀。"

"说啥呢？"我想他肯定是要大家夸他不敢恭维的手艺。

"我费尽心思弄出这么难吃的菜，你们怎么不让我下岗呢？"

TOP 8

古代笑话风趣多

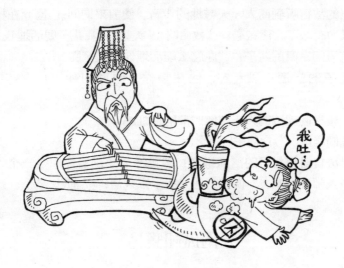

眼比盆大

古时，有一对夫妇以卖陶盆为生，后生一子取名为"盆"，几年后卖盆的生意不好做了，就将盆底钻了个眼儿当花盆卖，生意转好。 后又生一子就起名为"眼"。 几月后，大儿子意外死了。 妇人伤心欲绝，邻居劝她"不要太伤心了，过几年，等你的'眼'有'盆'那么大了日子就好过了"。

法官的依据

从前有个富商生性吝啬，他儿子在外面借了许多债，他不肯偿还，儿子只好言明等父亲死后再还。 有一天儿子实在等不及了，就和债主商量要活埋父亲。 他们替富商沐浴更衣，硬把他放入棺材。

过路的法官听到商人呼天喊地的声音，便前来询问。 富商在棺材里听见后，以为有救了，便喊道："救命呀！ 大人！ 我儿子要活埋我！"

法官质问富商的儿子："你怎么能活埋你的父亲呢？"

做儿子的答道："大人，他在骗你，他真的死了！ 不信你问他们。"

法官转身问周围的人："你们都能作证吗？"

"我们作证。"众债主回答。

于是法官对棺材里的富商说道："我怎么能相信你原告一个人呢，难道这么多人都说谎吗？"说完，他一挥手宣判道："埋吧！"

南瓜和骏马

皇宫里着了大火，乱作一团，连伙食供应都出现困难。 这时，有个好心的乡下人进城卖南瓜，便挑了个特大的送了进去。 可巧，这个瓜被皇上看见了，很高兴。 为了报答乡下人，皇上赏了一匹壮马给他。

不久，这件事被财主知道了。 他想："这穷棒子一个瓜便得了匹马。我要是送一匹马进去，那还说不定得到多大的赏赐呢！"

于是，他从马房里挑了匹最壮的马，连夜送给了皇上。皇上想了想，把马收下，然后微笑着对随从说："听着，为了报答这位好心的财主，就把那位庄稼人送我的南瓜赠给他吧！"

甘愿一死

有个国王最爱弹琴，可他弹得非常难听，只要他一弹琴，大伙都逃得远远的。皇帝找遍整个宫廷，竟找不到一个知音。他传下圣旨，从监牢里拉来一个死囚。皇帝对他说："只要你说我弹的琴好听，我就免你一死。"死囚心想："这还不简单吗？"于是，他就答应听皇帝弹琴。可是，国王刚弹了不久，死囚就双手捂着耳朵大叫："陛下，不要弹了，我甘愿一死！"

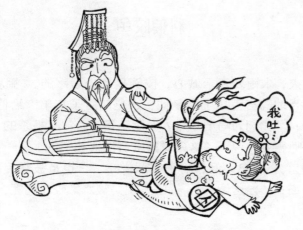

有隐身草

傻子遇上一个聪明人，聪明人送给他一棵草，说："这叫隐身草，手里拿着它，别人就再也看不见了。"傻子擎着"隐身草"，马上到集市上，伸手抢了别人一把钱，扬长而去。钱主抓住他，一顿猛揍。傻子喊道："任凭你怎么打，反正你看不见我！因为我有隐身草！"

县官和村妇

从前，有一个喜欢卖弄文采的县官，在风和日暖的一天，带着随从下乡查访，一边走一边欣赏田园春色，随从突然说："老爷，对面来了一个小娘子！"县官抬头只见那村妇左手提着一个小空篮子，右手提着一个大空篮子，看样子好像是去田里砍菜，沉思一会随口便道："左手是篮，右手也是篮；小篮放在大篮里，两篮何不并一篮。"吟罢便哈哈大笑。

村妇听罢心想，你想占老娘便宜，今天我让你吃不了兜着走，便道："县官是官，棺材也是棺；县官放在棺材里，两官（棺）何不并一棺。"县官听罢便满脸通红，偷偷地溜走了。

豺狼咬鱼

闹了旱灾，求雨要表示诚心，按例是禁止屠宰的。御史娄师德到陕县视察，当地的官吏为了奉承他，还是叫厨子拿羊肉给他吃。娄师德责问厨子："你们为啥要杀羊？"厨子答道："不是杀的，是豺狼咬死的。"娄师德笑笑说："这只豺狼倒蛮懂得礼节的。"一会，厨子又端上了红烧鱼。御史又问，厨子故意说："它也是被豺狼咬死的。"娄师德大笑道："你这傻瓜！为啥不说是被水獭咬死的呢？这就不会露出马脚来了。"

红酒与白酒

话说明末清初，一位老爷新婚一年有余，不见太太生育，就与太太商量："你既然不生育，我只好再娶一房。"太太虽心存不满，可也只好应允："老爷再添一房无妨，但我却有条件在先——老爷不能喜新厌旧，同房分配要均。暗号为：老爷喝白酒说明选我，喝红酒说明选'小的'，如何？"

"中！"老爷满口答应。声音刚落，"小的"便娶了回家。晚饭时，家人问："老爷，喝啥酒？"

"红酒！"

就这样，老爷家的红酒大有供应不上之势。太太眼瞅着"小的"春光满面，一点招儿也没有，那股子酸劲儿只有往肚子里咽了。

这天，太太的表兄来访，老爷备了四个小菜——花生米、豆腐皮、小咸鱼、鸡咯咯。太太见机会来了，忙问："老爷，喝啥酒啊？"

"当然喝红酒了！"老爷不假思索的回答。

太太那个气啊，气的肚子鼓鼓的，好在她突然生出一计："老爷愿喝红酒无妨。我只好拿白酒招待表兄了！"

手势妙用

一个地主对他的仆人说："我跟你说，我不喜欢罗嗦，看见我这么做，"说着打了一个手势，"你就过来！"

仆人回答说："我们正合得来。我也不喜欢罗嗦，看见我这么做，"说着也打了个手势，"就是我不愿过来。"

傻 瓜

一个富翁买了桶酒，在桶盖上了封条，他的仆人在桶底上钻了个洞，每天偷酒喝。富翁发现封条完整无缺，可是酒一天天减少，惊奇不已。有人建议他检查一下桶底，看看是否有破绽。

富翁答道："你真是个傻瓜，是上面的酒少了，下面的酒一点儿也没少……"

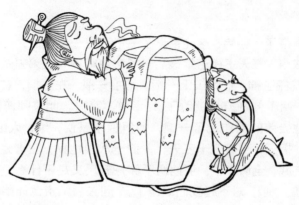

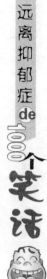

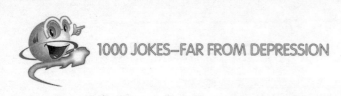

古人聪明

甲："还是古人最聪明。"

乙："为什么？"

甲："古人写书都是从上到下，要是你读的速度快些，看起来就像在连连点头；现在的人写书都是从左到右，不论文章如何好，一读得快时，就像连连摇头，好像通篇都在胡说八道似的。"

万 先 生

古时候，有一个人不识字，他不希望儿子也像他这样，他就请了个教书先生来教他儿子认字。 他儿子见老师写"一"就是一划，"二"就是二划，"三"就是三划，他就跑去跟他父亲说："爸爸，我会写字了，请你叫老师走吧！"这人听了很高兴，就给老师结算了工钱叫他走了。

第二天，这人想请一个姓万的人来家里吃饭，就让他儿子帮忙写一张请帖，他儿子从早上一直写到中午也没有写好，这人觉得奇怪，就去看看，只发现他儿子在纸上划了好多横线，就问他儿子什么意思。 他儿子一边擦头上的汗一边埋怨道："爸，这人姓什么不好，偏偏姓万，害得我从早上到现在才划了 500 划！"

和尚和徒弟

一个和尚带了个徒弟，这徒弟学了三年没有一点长进，一日师傅带他到一孝家做法事，三天三夜道堂最后一场法事师傅叫徒弟去做，他一到经堂锣鼓一响就慌了神，他就天上一指，地下一指，左一指，右一指，前一指，后一指，两手伸开五尺就跑了。 孝家不高兴，叫来师傅问这是什么法事，孝家把徒弟的动作说了一遍，师傅骗孝家说，绝，太绝。 这法事一般都不做，指天，上请三十三天，下请十八层地狱，左青龙，右白虎，前朱雀，后玄武，全请来了，那他两手伸开五尺又是干什么，这是叫孝家赏他一个红包。 哦，对不起我们错怪了。 回去后师责骂徒弟在经堂的动作是什么意思？ 徒弟说：我当时也慌了，叫天天不应，叫地地不灵，前无帮手，后无救兵，左也难右也难。 师父说：那你伸开双手五尺是什么意思？ 如果当时有一根绳子我真想上吊。

乌豆的尾巴

隋朝时有个愚人，用车装了乌豆到京城去卖。 到水边上时，车翻，乌豆也翻到了水中，这人就回家喊人捞豆。

离开后，水边上人就把乌豆全捞走了。 等这人回来，河中只有许多蝌蚪在游动。 他以为是乌豆，想到水中去捞，蝌蚪见人逃散而去。

这人哀叹了好大一会，说："乌豆呀！ 你不认我，见了我逃走，大概是一时长了尾巴，怕我不认识你吧！"

傻女婿的回答

从前有个傻女婿，有一天他岳父要来拜访，父亲刚好要出远门，不放心，所以就教他，如果你岳父问你："这些院子的牛马是怎么照顾的？ 长得这么好！"你就说："小小畜牲，何必介意！"如果他问你："家中事业是谁在管理的？"你就说："小婿无能，父亲掌管！"如果问起墙上那幅画，就说："这是唐伯虎名画。"还叫他复颂了一遍，才放心离开。

当他岳父来了，一见他就问："你父亲呢？"答道："小小畜牲，何必介意！"

他岳父一听，心想不对，又问："那我女儿呢？"答道："小婿无能，父亲掌管。"

他岳父一听，大为生气，便喝叱道："你说的是啥话？"他一听很高兴，很有自信的说："这是唐伯虎的名画！"

借 牛

某人想向一个财主借牛，于是派仆人给财主送去一封借牛的信。 财主正陪着客人，怕客人知道自己不识字，便装模作样地看信。

他一边看，一边不住地点头，然后抬头对来人说："知道了，过一会我自己去好了。"

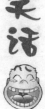

远离抑郁症de1000个笑话

不溺死秘方

荣君初次进京，才进城就见到路旁排了许多人，好奇的他于是想探个究竟，原来大家在求取"不溺死秘方"。 荣君于是跟着也排队。 轮到荣君时，只见到棚内有一老人、一书桌，桌上放了个砚台、墨汁和一枝毛笔。 老人向荣君收了费用十两后，要荣君拉起上衣露出肚皮，老人持笔濡墨走到荣君面前，用专注的神情在他肋骨下方画了一条线……然后严谨地告诉他："记住！ 下水后，千万不要到水超过这条线的地方去……"

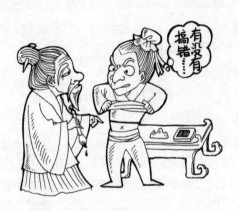

孟尝君歪传

春秋战国时代，身无分文的王老五听说孟尝君养了三千食客，决定去投靠孟尝君。 到了孟尝君府门口，府内寂静得一点儿声音也没有，恰巧见孟尝君步出门口，王老五躬身拜地说："晚辈不才，愿拜在孟公门下。"

孟尝君："呵呵，不敢承当！"

王老五："晚辈谢过孟公，敢问孟公，食客府在哪？"

孟尝君手指东边一处府第。

王老五："嗯？ 为何不见诸食客？"

孟尝君："现是午饭时分，大家都各自回家吃饭去了。"

落榜的原因

一个富家之子去考试，父亲事先考了他一下，成绩很好，满以为一定能录取了，不料榜上竟没有儿子的名字。

父亲赶去找县官评理。 县官调来试卷查看，只见上面淡淡一层灰雾，却看不到有什么字。

父亲一回家便责骂道："你的考卷怎么写得叫人看也看不清？"

儿子哭道："考场上没人替我磨墨，我只得用笔在砚上蘸着水写呀！"

不花钱的肉

千户长的喉咙里卡住了一块骨头，想了许多办法，请了很多医生还是无济于事。 他快死的时候，想起阿凡提，并派人去请他，阿凡提只给他写了一张小条，本人却没来。

千户长迫不急待地打开纸条一看，气得一伸脖子，那块卡在喉咙里的骨头就掉进了他的胃里。 他长长地出了一口气，憋红了的脸渐渐恢复了原状。

周围的人又惊又喜争抢着看阿凡提写的纸条，纸条上写着："吃了不花钱的肉，就会这样的，请千户长以后千万注意！"

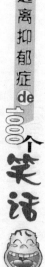

文绉绉

有个姓朱的财主，又讲忌讳，又爱说话文绉绉。 他对新来的小猪倌说："记住我家的规矩：我姓朱，不准你叫我时带'朱'（猪）字，叫'老爷'或'自家老爷'就行了；平时说话要文雅一点，不准说粗言俚语。 例如，吃饭要说'用餐'；睡觉要说'就寝'；生病要说'患疾'；病好了要说'康复'；人死了要说'逝世'；犯人被砍头叫'处决'……"

第二天，一头猪得了猪瘟。 小猪倌急忙来对财主说："禀老爷，有

221

一个'自家老爷''患疾'了，叫它'用餐'不'用餐'，叫它'就寝'不'就寝'，恐怕已经很难'康复'了，不如把它'处决'了吧！"

财主气得半天说不出话来。

小猪倌接着说："老爷要是不想'处决'这个'自家老爷'，让它自己'逝世'也好！"

节　约

从前，王家村有个王大嫂。

有一次他丈夫出外回来，王大嫂就对王大哥说："自从你出门以后，我在家里过日子可节省啦。"

王大哥问："你是怎样节省的呢？"

王大嫂说："我一天三顿剩下的饭菜，舍不得喂猪，也舍不得喂鸡，怕糟蹋了，就加上猪肉、鸡蛋、香油、葱花炒一炒，夜里再吃！"

王大哥听了说："我在外边比你还节省哩！ 我怕穿坏了鞋，路上总是花钱坐车了！"

我不要命了

有一个员外宴请自家教书先生，搞的全是素菜，仅一盘豆腐好点，先生也只吃豆腐。

员外问："你怎么不吃其它菜？"先生："豆腐是我的命。"员外牢记在心。 没多久，员外又宴请先生，搞的全是大鱼大肉，仅一盘豆腐是素菜，放在先生面前。 可先生只吃鱼和肉，就是不动豆腐一筷子。 员外问："先生，豆腐是你的命，你怎么不吃呢？"先生："今天见到大鱼大肉，我不要命了。"

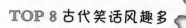

小 气

甲以小气出名，父亲过世，甲想找个道士超渡亡魂。道士索要一千元，甲杀价成八百元，道士也同意了。于是道士诵曰："请魂上东天啊，上东天。"甲诧异地问："为何不是上西天？"道士说："一千元上西天，八百元只能到东天！"甲无奈，只好同意付一千元。道士便改口："请魂上西天啊，上西天。"这时棺材中传来甲父亲的骂声："你这不孝子，为了区区两百块，害我跑来跑去。"

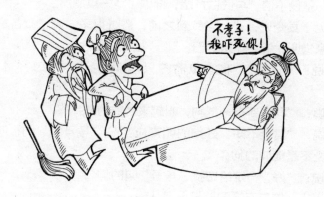

偷 羊

一妇人偷了邻居的一只羊，把它藏在床底下，嘱咐儿子不要说。

邻人沿街叫骂，他的儿子赶紧说："我妈没有偷你家的羊。"

这妇人怕儿子漏馅，连忙斜着眼睛看他，暗示他不要乱说。

他的儿子指着母亲对邻人说："你看我妈的那只眼睛，活像床底下的那只羊眼！"

心里骂人

大管家跟土司去串寨子，他对土司说："我看见几个穷鬼在心里骂老爷呢。因为从他们脸上看得出来，一个个横眉鼓眼的。"

这时，恰好金贵迎面过来，土司把大管家的话重复一遍，请他评判。

金贵晓得大管家又想害人，便说："老爷，他讲的很有道理，因为我见他心里骂你时，也是横眉鼓眼的。"

土司一听，伸手给大管家一个耳光，吼道："混帐东西，怪不得你看得出来！"

狗吠之声

侯白还未出名时，一次去进见新任县令。他对差役说："我能叫县令学狗叫。"差役不信，与侯白打赌，谁输了请一桌酒席。

侯白见了县令说："大老爷到之前，盗贼很多，请您命各家养狗，盗贼来，各家狗叫，就会吓跑他们。"

县令说："这样。我家也需养只能叫的狗了？怎样才能得到它呢？"

侯白说："我家新有一群狗，叫起来'哟哟哟'的。"

县令说，"君全不知，好狗的叫声应当是'号号号'的，叫起来'哟哟哟'的全不是能叫的狗。"

侯白说："好，一定给您找'号号'叫的狗。"

侯白退出，掩口而笑的差役只得认输。

放活脱些

父亲教儿子道："凡与人说话得放活脱些，不能一句说死。"儿子问什么叫活脱，这时正巧邻居来借东西。父亲就说："譬如邻居来借东西，你就不可说都有或都无，只说有的在家里，也有的不在家里，这样就活脱了。凡事都可照此类推。"儿子记住了。没过几天，有位客人来拜访，问："令尊大人在家吗？"

他儿子答道："有在家的，也有不在家的。"

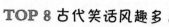

哑巴开口

有个要饭的，假装哑巴，在街上要钱。 一次，他拿着两文钱，买酒喝完后说："再添些酒给我。"

酒店主很吃惊，说："你怎么会说话了？"

要饭的说："平日没有钱，叫我如何说得话？ 今天有了两个钱，自然会说了。"

头 鸣

古时候，有个秀才参加考试。 入场的时候，他把早已捉在手里的蝉放到自己的帽子里。 考试的时候，这只蝉就不住声地叫起来。

和这个秀才坐在一起的考生，听到蝉鸣，便忍不住笑出声来。 因为在考场内笑是犯规的，于是考官把这个考生叫出去，问他为什么要笑。 他说："我听见同坐的那位秀才帽子里发出叫声，忍不住笑了。 主考官又把那个秀才叫来，问是怎么回事，秀才说："我来考试之前，父亲让我把一只蝉放进帽子里。 父亲的命令，小生怎敢违抗？"

主考官问为什么要把蝉放在帽子里，秀才回答："取头名（鸣）之意。"

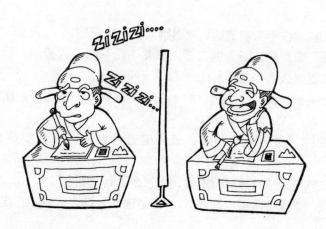

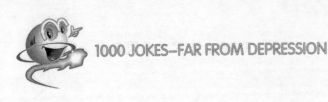

远离抑郁症de1000个笑话

善 心

一个女仆受尽了主婆的虐待。 一天，她面向西风张大嘴，又吸又咽，主婆好奇地问在干什么，女仆说："我肚子常常饥饿，现在学喝西风法，如果学会了，就可不吃饭尽给你干活了。"

主婆大喜，说："你一定要用心学，我已经存了许多树叶，今天就用线联成衣服让你穿上。 你只喝西风不吃我的饭，再不给件新衣你穿，那别人会说老婆子没有良心的！"

葡 萄 架

有一吏人怕老婆，一天被妻打破了面皮，次日上堂，太守见面问之。吏谎说；"晚上乘凉被葡萄架倒下，故此刮破了。"

太守不信说："这一定是被你妻打过了的，快差隶拿来严办。"不意太守夫人在后堂听到，大怒，抢出堂外。 太守慌忙说："你且暂退，我内衙的葡萄架也要倒了。"

陋习难改

有个人喜欢说不吉利的话，弄得别人都很讨厌他。

一家盖了幢新房，那人也去看，刚敲了几下门没人答应，他就骂道："破牢门关得这么紧，想必人死绝了。"

主人出来责怪说："我这新房子花了千两银子，刚造好，你怎么说这样不吉利的话？"

那人说："这房子要是卖，最多值五百两，你怎么要这么大的价钱？"

主人生气说："我并没有说卖，你怎么给划价呢？"

那人说："我劝你卖也是好意。 要是遇到一场大火烧了，连个屁也不值。"

又一家主人 50 岁得子，刚满 3 日，大家都来贺喜。 那个常常说不吉

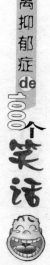

利话的人也想去看看，朋友劝他不去为好，那人说："我与你一块去，一言不发不就行了吗？"朋友这才勉强答应同他一起去。

去后，那人果然很老实，从进门道喜到入席吃酒，一语未发，朋友很高兴。临走时，那人对主人说："今天我可一句话也没说。我走后，你的孩子要是抽风死了，可与我毫无关系啊！"

生此怪物

秀才应考，要答试题两道。

其一的题目是古文中的一句话——《昧昧我思之》，但秀才竟抄成《妹妹我思之》。

改卷官员看到这里，提笔批道："哥哥你错了！"

另一道题是《父母论》。

秀才一开头就这样"论"道："父，一物也，属天；母，一物也，属地……"

改卷官员阅卷至此，不禁失笑，批道："天地无知，生此怪物！"

财主与画家谁比谁狠

有个财主，请一位画家为他画一幅法老和法老的军队淹死在红海之中的画，但他不肯多出钱，和画家争了半天，最后才答应付半价。

过了两天，画家来见财主，打开画卷一看，画面上全涂着红颜色，没有一个人。财主吼道："这就是我叫你画的画吗？"

"是的。"画家说，"你看，这一片红的就是红海。"

"以色列人在哪里？"

"渡过红海了。"

"法老和法老的军队呢？"

"淹到海里了。"

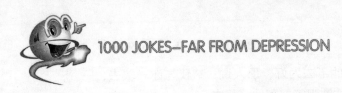
俺的牛呢

古代，如果想知道一个山洞有多深，一般都会往里面投石头，然后根据声音估计洞有多深。这天，一人在山上闲逛，发现有个山洞，他就开始琢磨这洞有多深，恰巧他身边有块巨石，于是他就找来一根木棍利用杠杆原理把石头弄进去。碰！碰！碰！说时迟，那时快，只见一头牛发疯地飞奔过来，并一下子跳进了山洞！这人苦思不得其解。

一会儿，一农夫过来问："小伙子，看没看到我的牛？"

"看见了，但牛自己跳进山洞里啦！"

"怎么可能呢？俺将俺的牛栓在一块大石头上啊！"

我不敢取

相传，清朝大官李鸿章有个远方亲戚，不学无术，却想通过科举，弄个一官半职。

这年他来参加考试，可是试卷一到手，他就冒虚汗。连"破题"也不会作，写了半天也不知道写了什么。后来他想，我是中堂大人的亲戚，把这关系写上，监考官敢不录取！于是，他就在卷尾写道："我是中堂大人的亲戚。"可是"戚"字不会写，写成了"妻"字。

那监考官为人十分正直，看到这张狗屁不通的卷子正要扔掉，却见上面有一行字，他看后，便在下面批道："因你是中堂大人的亲妻，所以我不敢娶（取）。"

鸭能说话

唐朝陆龟蒙居住在震泽，养有一群斗鸭。

一次，有个宦官出差到杭州，经过陆家门前，用弹弓打了他家一只绿头雄鸭，鸭颈都打断了。陆龟蒙见状大声说："啊呀！这只鸭子是会说人话的，将要把它进献给皇上。你倒把它打死了，现在只能拿这只死鸭去进见了，你说好吗？"

那宦官赶紧赔了一笔钱才算了事。末了，宦官问道："这只鸭能说什么话啊？"

陆龟蒙说："它常常自己叫自己的名字。"

呆婿傻话

某女婿有点呆，一次到妻舅家去，妻舅指着门首的杨柳树杈问："这东西有什么用？"呆婿说："这树大起来，车轮也做得。"妻舅夸奖道："别人都说你呆，我看他们才呆呢！"不一会儿，又到厨房中，呆婿见了碾酱用的擂盆，说："这盆大起来，石臼也能做。"妻舅一听，觉得可能是呆，正转念间，刚巧呆婿的岳母放了个屁，呆婿又说："这屁大起来，霹雳也能做。"妻舅不禁苦笑起来。

煮熟石榴

隋朝山东的郑元昌，是个有权有势的人，平时喜欢不懂装懂。一天，他参加宴会，高踞首席，宴席很丰盛，还有许多水果。他不识石榴，但又不肯放下架子问人，装出内行的样子，连皮啃，只觉得又酸又涩，就对主人说："这个红馍馍，好像还未煮熟，你们得把它再煮一煮。"

年纪学问笑话

从前，有一个老秀才，他老来得子，很高兴，把他的儿子取名为"年纪"。一年后，他的老婆又生了一个儿子，他就把他的第二个儿子取名为"学问"。又过了一年，他又有了一个儿子，他觉得这像是一个笑话，于是把他的第三个儿子取名为"笑话"。

十几年之后，有一天老秀才叫他的三个儿子上山去砍柴，当他的儿子们回到家时，老秀才就问他的老婆说："儿子们砍得怎样？"她回答说："年纪有一大把，学问一点也没有，笑话倒有一箩筐。"

远离抑郁症 de 1000 个笑话

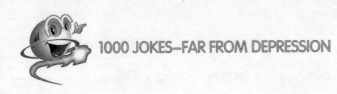

临死学乖

一个将要伏法的罪犯，听说某处有个傻子，便招他来拿出银子100两道："这些钱都送给你，去买好衣穿买好食吃，妻子家人都将沾光不少。过些时候，官府派差役来查人，烦你代替我让他们绑一绑，去几天就会放你回家的。"傻子见满桌亮晃晃，连忙答应，将银子带回。邻里有个长辈知道了，赶忙来劝："快将银子还给他。如将性命丢了，万金又有何用？"傻子说："有了银子退还，自己再过那艰难日子，真是痴呆。"老人叹息而去。傻子便动用银子，合家大小非常快乐。不多久，官府公文已到，点名唤傻子。差役将他绑赴法场开斩。傻子这才哭道："悔不听人劝告，以至有今日！不过我今天也学乖了，吃亏也只有这一次！"

及　第

一举子往京赴试，仆挑行李随后。行到旷野，忽狂风大作，将举子头巾吹下。仆大叫曰："落地了！"主人心下不悦，嘱曰："今后莫说落地，只说及第。"仆领之；将行李拴好，曰："如今恁你走上天去，再也不会及第了。"

成事不足　败事有余

从前，有一位老秀才，一生不曾中举。生了两个儿子，于是将大儿子取名："成事"，小儿子取名："败事"。他认为："人生功名，就在成败之间尔！"

一天，老秀才出门，临走时让妻子督促小孩练习书法，规定大的写300个字，小的写200个字。老秀才快要回来时，妻子去查看情形，大儿子少写了50字，小儿子多写了50字。过不久，老秀才回家问妻子，儿子们的功课做得如何？妻子回答说："写是都写了，但是成事不足，败事有余，两个都是二百五。"

TOP 9

愚人整蛊哈哈笑

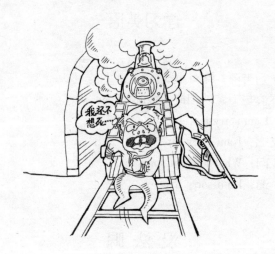

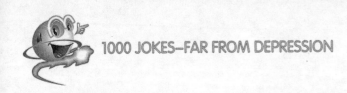
要当管理员

有个人去动物园要当动物管理员，园长对他说："那好，我要考考你，你有没有办法让大象先摇摇头，再点点头，最后跳进游泳池呢？"那人说："这容易！"于是他走到大象面前说："你认识我吗？"大象摇摇头。那人又问："你脾气大吗？"大象点点头。那人这时拿起一个锥子，扎了大象屁股一下，大象疼得跳进了游泳池。

园长看到后说："你太没同情心了，不能当动物管理员。"那人说："再给我一次机会吧，我一定会温柔的。"园长说："好，还是那三个条件，不过这次你不能动手了。"那人答应了，走到大象面前说："你脾气还大吗？"大象摇摇头。那人又问："你现在认识我了吗？"大象点点头。那人再问："你现在知道该怎么办了吧？"大象一听，转身跳进了游泳池。

学习英语

某人刻苦学习英语，终有小成。

一日上街不慎与一老外相撞，忙说：I am sorry.

老外应道：I am sorry too.

某人听后又道：I am sorry three.

老外不解，问：What are you sorry for?

某人无奈，道：I am sorry five.

没法喝

麦克走进餐馆，在桌边坐了下来，他看了一下菜单，点了一个汤，服务员马上给他端了上来，过了一会儿，他把服务员叫了过来，说："对不起，这汤我没法喝。"服务员感到奇怪，把菜单拿来，又请他点了一个汤，然而，过了一阵之后，麦克又把他叫了来："真对不起，这汤我还是喝不了。"服务员奇怪了，这次他不再拿来菜单，而是把经理叫了过来，经理毕恭毕敬地对麦克点点头，说："先生，这道汤是本店最拿手的，深受欢迎，难道您……""噢，我并没说这汤味道有什么不好，尽管它味道鲜美，但我还是没法喝，因为您看看，调羹在哪里呢？"

取 经

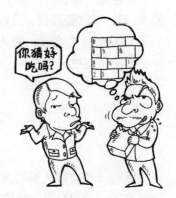
你猜好吃吗？

砖瓦厂厂长与食品厂厂长在企业家联谊会上邂逅。

砖瓦厂厂长说："听说贵厂做饼干比我们的砖头还硬，能否介绍一点经验？"

"不敢不敢！"食品厂厂长急忙谦虚，"我正想到贵厂取经去呢！我早听说贵厂出的红砖比我们厂的桃酥还酥哩！"

博 士

IBM 制造了一台测试智商的新机器，叫做"更更更更更更深的蓝"。然后找来了一个本科生，一个硕士生和一个博士生来检验。

本科生把头放了进去，机器发出了一阵悦耳的音乐，说道："恭喜你！你的智商是150！你是个天才！"

硕士生把头伸了进去，机器平淡的说道："你的智商是100，你是个人才。"

最后博士生把头也伸了进去，机器叽里咕噜的响了一阵后说道："不许往机器里乱丢石头！"

博士生气愤极了，他找到管理员要求看程序的源代码，管理员满足了他的要求。

博士生认真的检查并修改了原程序，直到他满意为止。这一回博士生谨慎多了，他没有直接把头伸了进去，而是先找了一块石头摆了进去。机器又是一阵叽里咕噜后说道："啊！原来您是位博士！真是有眼不识泰山！"

造 反 了

毕业后7年，总算接了个大工程，造一根30米烟囱，工期2个月，造价30万，不过要垫资，总算在去年年底搞完了。

今天人家去验收，被人骂得要死，还没有钱拿。妈的！图纸看反了，人家是要挖一口井！

没啥知识

据说一些有钱人家的夫妻都只是有钱而没啥知识，那些贵夫人更是名副其实的"荷包满满，脑袋空空"。

某天，一位贵夫人到一家餐厅用餐，听到隔壁桌两位大学生谈到中国古典作家"曹雪芹"。那太太想假装自己认识很多人，于是便很高兴的说："曹雪芹啊！我跟他很熟嘛！昨天我和他一起打麻将，今天早上我还看他搭304到台北车站喔！"一旁的人听了不禁暗自笑她……吃过饭，贵夫人回车上，把刚才发生的事情一五一十的告诉他先生，他始终搞不懂那些人究竟在笑什么？她先生听完哈哈大笑并骂她："笨啊！你在台北住这么久竟然不知道304没有经过台北车站吗？"

愿者上钩

午饭前，乔看见一个衣着褴褛的人，在酒吧间外一个积水约有500米深的水坑里钓鱼。乔好奇地站住了。所有经过这位钓鱼人身边的人，都认为这人是个傻瓜。

乔不禁动了怜悯之心，他和蔼地对钓鱼人说："喂，你愿意进酒吧间和我喝一杯吗？"钓鱼人高兴地接受了他的邀请。乔给钓鱼人买了几盅饮料，然后，调侃地问道："你在钓鱼，是吗？今天上午你钓到几条鱼呀？我是否可以问问呢？""你是第8条。"钓鱼人回答。

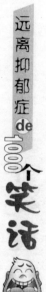

没替你全吃饱

小荣的一个朋友结婚，他随了 100 的礼。 去赴婚宴吧，正好单位有事；不去吧，他又觉得太吃亏。 于是就给了单位看大门的老何 2 斤黄豆，雇他去赴宴。

下午，老何一回来，小荣就问他："替我吃好了吗？"

老何说："没有，我只吃了个半饱。"

小荣问："那你为什么不吃得饱饱的？"

老何说："你给我的黄豆有一半是坏的，我当然只替你吃个半饱。"

吃 猪 肉

一个喇嘛想吃猪肉，但又不知怎么吃法，就跑到肉铺里去请教。 肉铺里的伙计答道："用刀剁碎，煮熟便可吃。" "刀在何处买？" "刀铺里去买。" 于是喇嘛在刀铺里买了一把刀。 他右手执刀，左手拿肉，走在街上。

不料，刚出城，猛地从空中飞下一只秃鹫将肉叼去了。 喇嘛不去追秃鹫，却仰首笑道："哈哈！ 这只傻鸟。 你没有刀，把肉叼去，我看你怎么吃！"

亲 戚

一个老汉牵着一头驴进城，碰到一个无赖。

无赖就说了："吃了么？"

老汉答到："没有。"

无赖： "没有问你，我问驴呢。"

老汉就打了驴两个耳光，说："城里有亲戚也不告诉我一声。"

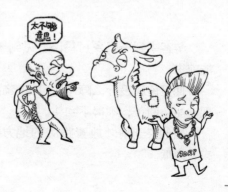

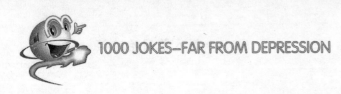

穷有骨气

前些年，老万家里很穷，可他很有骨气，从不巴结有钱人。有个暴发户不相信花钱买不来巴结和奉承，于是找到老万说："你没钱我有钱，你不想巴结我吗？"老万说："你有钱又不给我，我凭啥巴结你？"暴发户说："我把家产分给你三成，你巴结我吗？"老万说："我三成，你七成，这不公平，我不能巴结你。"暴发户说："那我分给你一半呢？"老万说："你一半我一半，咱俩一样多，我凭啥巴结你？"暴发户生气地说："我把家产全给了你，这回你该巴结我了吧？"老万说："这样我比你有钱了，照你的意思，应该是你巴结我了吧。"

山 西 的

老万在北京逛街，有个人问他是什么地方的人，老万说："万荣的。"北京人说不知道万荣这么个地方，老万就说："万荣你都不知道，和你们这儿报社看门房的二虎一个县的呀。"回了儿子家，老万把这事跟儿子讲了，儿子说："以后到了大地方，不要说自己是万荣的，就说是山西的。"老万记在心头，回万荣时在太原转车，又有人问他是什么地方的人，老万说："我是山西的！"

欢迎回来

游客来到一条乡村马路，见到一个路牌，上面写着："马路封闭，不能前进。"

他见前面没什么障碍，自信旅游经验丰富，便继续前进。不久，他发现一座桥断了，不得不回头。

当他来到刚才放置路牌的地方时，见到路牌背面写着："欢迎你回来，傻瓜。"

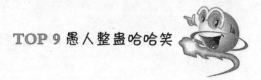

如此解释

美国人："你看过木头做的杯子吗？"

中国人："没有！"

美国人："那为什么你们中国字的'杯'是木字旁？"

中国人："'杯'字旁边不是有个'不'字吗！ 也就是说它不是木头做的。"

争取十三秒

乡党委书记到中学检查体育运动情况，正好看到一个学生在体育老师的指导下练习百米短跑。

书记上前关心地问："有进步吗？"

老师说："已经突破 12 秒了。"

书记："不能满足哇！ 努一把力，争取达到 13 秒！"

不得要领

"救人！ 救人！！"电话里传来了紧急而恐慌的呼救声。

"在哪里？"消防队的接话员问。

"在我家。"

"我是说失火的地点在哪里？"

"在厨房！"

"我知道，可是我们该怎样去你家嘛？"

"你们不是有救火车吗？"

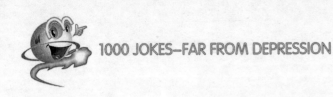
卖 书

一个很有名的作家要来书店参观。 书店老板受宠若惊，连忙把所有的书撤下，全部换上作家的书。 作家来到书店后，心里非常高兴，问道："贵店只售本人的书吗？"

"当然不是。"书店老板回答，"别的书销路很好，都卖完了。"

不是我的

有一天，老王到乡下去找朋友，经过一座小桥，在桥上看到一个乡下人，身边有一只看起来很凶的狗。 他就问："请问你的狗会不会咬人？"那个乡下人说："我的狗虽然看起来很凶，但绝对不会咬人。"没想到老王一过去就被狗狠狠地咬了一口。 他生气的说："你不是说你的狗绝对不会咬人？" "对，但那只不是我的狗。"

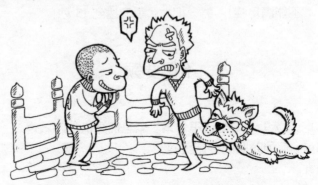

聪明的乡下人

一个城里人与一个乡下人同坐火车。 城里人说："咱们打赌吧！ 谁问一样东西，对方不知道，就付一块钱。"

乡下人说："你们城里人比我们乡下人聪明，这样赌我要吃亏。 这样吧，要是我问，你不知道，你输给我一块钱；你问，我不知道，我输给你半块钱。"

城里人自恃见多识广，觉着吃不了亏，就答应了。

乡下人问："什么东西三条腿在天上飞？"

城里人答不上来，输了一块钱。 之后，城里人向乡下人问了同样的问题。 "我也不知道。"乡下人老实地承认，"这半块钱给你。"

靠窗的座位

一个人不管坐什么车，都要靠着窗户的。 一天，要去坐飞机了，他拿登机牌的时候跟那个小姐说他想要一张靠窗户的，小姐跟他说没有了。

登机后，他随便找了一个靠窗的座位坐了下来，突然来了一个人，对他说，这是我的座位，他说我就喜欢这个座位，我就是不让，那个人苦苦哀求，无济于事，于是很气愤地说："那好吧，飞机你来开吧！"说完掉头就走！

扔 猫

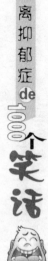

两个男人聊天。

A 说道："你说说我的猫，怎么扔都扔不掉！ 把它丢在外面，他能回家；把它丢在森林里，它还是能找到家。 唉，真没办法啊！"

B 给他出了一个主意："你把它关在车子的后备箱里，然后开车沿着 3 号公路走 30 公里，你会看到一个牌子，在转向牌子左边的路口，再行使 5 公里，然后，你会看到一个农场，你把它扔到农场后面的树林里就行了。"

两天以后，A 和 B 又见面了。

B 问："怎么样，扔掉了吗？"

A："我不但不扔它了，还要好好养着它呢。"

B："为什么？"

A："要不是它，我还找不着家了呢！！！"

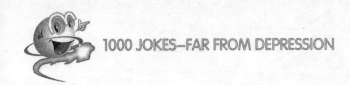

从所未见

赵家有一个笨媳妇，做什么事都喜欢跟样，但每次都是出丑最多。 有一次，孙家的媳妇去放牛，看到别人打她家的牛。 她气冲冲的上前："你打我们家的牛，打死了我要你做我家的牛。"这事传出后，别人都说他家有个聪明的媳妇。 赵家的那笨媳妇知道后，不在乎的说："这有什么，我也会。"有一次他看到别人打他丈夫，她想我的用武之地到了。 于是也走上去气冲冲的说："你打死我的丈夫，我要你做我的丈夫。"

俺是头呆驴

语文老师在讲台上很有表情地朗读了一首题为《卧春》的诗，希望大家记在笔记本上：

《卧春》：

暗梅幽闻花，卧枝伤恨底，遥闻卧似水，易透达春绿。

岸似绿，岸似透绿，岸似透黛绿。

没想到一位同学的笔记竟是这样记的：

《我蠢》：

俺没有文化，我智商很底，要问我是谁，一头大蠢驴。

俺是驴，俺是头驴，俺是头呆驴。

瞎子算命

有一天，小张村的张三来请隔壁村的王瞎子去算命，王瞎子欣然前往。 张三就拉着王瞎子的盲杖向小张村走去。

在快进村的时候王瞎子踩到张三家的一条正在打盹的狗，狗"嗷"的一声跑回家了，王瞎子问："怎么回事？"张三说："你踩到了我家狗的狗头了。"王瞎子点点头继续走。

在进家门的时候，王瞎子一脚又踩到了那条狗的狗尾巴，狗又"嗷"的一声跑进了家门，王瞎子又问："怎么回事？"张三说："你踩到我家狗的狗尾巴了。"王瞎子大吃一惊："天哪！世上还有这么大的狗呀！"

上坡刹闸

老荣骑车外出，在上一个大坡时被迎面冲下来的一个小伙子撞倒了，小伙子爬起来就骂："你怎么上坡不刹闸？"老荣一想，刚才上坡还真的没有刹闸，就连连道歉。

小伙子拍拍土，骑车走了，老荣越想越不对劲，骑上车子就追，追上小伙子后质问道："你刚才说的不对！你怎么让我向你道歉呢，我上坡没有刹闸，可你下坡也没有蹬车子呀，咱俩都有错，谁也不欠谁！"

吹 牛

一个万荣人和一个武汉人在火车上遇见之后吹开了牛皮，武汉人说："黄鹤楼天下第一，高不见顶呀。"

万荣人说："我们万荣有座飞云楼，半截子插在云里头，那年差点把美国的高空无人侦察机撞下来。"

武汉人又说："去年我们黄鹤楼上跳下一个人，三十分钟才落地！"

万荣人说："去年我们飞云楼上也跳下来一个人，可警察却说他跳下来之前就已经死了。"

武汉人问："那他是怎么死的？"

万荣人说："他是被饿死的！楼实在太高了！"

二锅头的威力

话说一个美国人，一个日本人，一个中国人在一起争论哪国的酒威力大，他们都说自己国家的酒威力大。争了三天三夜也没结果，最后决定用老鼠来做实验比试。

第一只老鼠喝了美国的威士忌，摇摇晃晃走了十步就倒下了，美国人很得意！

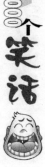

远离抑郁症 de 1000 个笑话

第二只老鼠喝了日本的米酒，摇摇晃晃走了五步就倒下了。日本人很得意

第三只老鼠喝了咱们中国的名酒二锅头，摇摇晃晃走了十几步也没事儿，最后竟回窝了。

日本人和美国人刚要笑话中国人，只见刚才那只老鼠拿块板儿砖从窝里出来大喊了一句："猫呢？"

股　跌

最近，股市跌得很厉害，老王是一个股民，也身处于水深火热之中，便坐在家里闷闷不乐地发呆。儿子回来了，大声喊："爹，我回来了！""跌什么跌，我的股票之所以会跌，都是因为被你天天这样喊出来的！"儿子不明白怎么回事，问道："不叫你爹叫什么？""叫家长，我的股票要'加涨'！"儿子回了房歇息。

老王的弟弟回来了，"哥，我回来看望你了！""割你个头，我的股票再跌也不会割肉的！"

为老师点歌

深夜，王老师批改完最后一份试卷，疲惫地拧开了收音机，想听音乐放松一下。收音机里传来了 DJ 的声音："XX 中学高三级 X 班全班同学一同把这首歌奉献给他们敬爱的王 XX 老师听，感谢他多年来给他们出了无数道练习题（尤其是这年），使他们得到了宝贵的练习机会……"听到这，王老师的眼睛湿润了，心力交瘁的脸上露出一丝安慰的笑意。DJ 又继续说："……现在就让我们一起来听这首歌，李惠敏的《你不会有好结果》……"

两眼翻白，口吐白沫，翻倒在地……

自有办法

小明正要过马路，他旁边是一个瞎子正带着他的导盲犬。只见绿灯

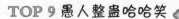

亮时，那只狗不但不带着它的主人过马路，而且还在它主人的裤子上尿了一泡尿。

小明看着很生气。不料，那瞎子却伸手从口袋中拿出一片饼干给那只狗。

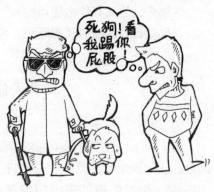

小明惊讶地对那瞎子说：如果那是我的狗，我一定会踢它的屁股。

瞎子非常镇静的回答道：我也是这么想，但我必须要先找到它的头啊！

多退少补

体育课适逢冷天，老师让大家先跑上5圈作"热身"。到第3圈时大家已是气喘吁吁，步履维艰，有胆大者向老师请示："报告老师！我们都已经跑了8圈了，怎么还不让停啊？"

"是吗？"老师故做吃惊，"那怎么办？怎好让你们吃亏呢？"

老师严肃起来，喝令道："全体向后转！再跑3圈！这叫多退少补！"老师一脸狡猾的笑。

半　疯

甲："老头儿，你为何把别人的小麦倒入你自己的麻袋里？"

乙："因为我是个半疯的人啊！"

甲："既然是半疯的人，那为何不把自己的小麦倒入别人的麻袋里？"

乙："那我就成了完全的疯子啦！"

优点和缺点

房产经纪人对他的顾客说："诚实待客是我们公司的一贯宗旨，我们将向您介绍所有房子的优缺点。"

"那么，这座房子的缺点是什么？"

"哦，首先这座房子北面三英里的地方是一个养猪场，西面是两个污水处理厂，东面是一个化工厂，而南面则是一个酱制品公司。"

"那么，他又有什么优点呢？"

"那就是，您随时都能断定，今天刮的是什么风。"

"天壤"之别

数学课上，大部分学生都昏昏欲睡，有的甚至身体已伏在桌面上。 老师见此状颇为生气，说："同学们，你们竟然上数学课睡觉，这怎么能学习好呢？ 你看咱班的王小明听课是多么投入，和你们相比真是天壤之别！"

于是大家把脑袋拧到王小明的位置，只见他低着头，一副深思状。

这时，他的同桌碰了碰他，他缓慢地仰起头，打了个大大的哈欠，全班同学狂笑。 老师猛拍讲桌，对我们说："优等生就是优等生，连睡觉也在听课。"

惹祸上身

有个人正在崎岖的乡间公路上开着车，突然看到一个年轻人在拼命地奔跑，后面三只硕大的狗嗷叫着紧追不舍。 于是那人来了个急刹车，向年轻人喊到："快上来！ 快上来！"年轻人喘着粗气说："谢谢！ 谢谢！您太好了，别人看我带了三只狗，都不愿意让我搭车……"

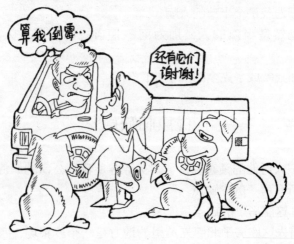

语言课的质疑

"从下学期起，我们的各门功课全部都用英语授课。"老师宣布说。

"不！ 我们会听不懂的。"一名同学反对说。

"不要担心听不懂，学语言，说到底就是要多听，不断地听。 你们每天都听我说英语，时间久了自然就会听懂。"

"可是我每天都在听小狗叫，到今天也不知道它在说什么。"

武 侠 迷

小全是个武侠迷，对于武侠方面的知识，说起来头头是道。

一次，老师在讲《我的手》这篇课文，见小全在偷看武侠小说，便问他课文题目是什么，小全摇摇头。 老师为了启发他，就伸出一只手问："这是什么？"小全答："铁砂掌！"老师气得把手握起来，小全说："少林拳！"老师无可奈何地将手半伸半握，小全一看答得更快："神鹰爪！"老师气极了，将粉笔头一甩。 "啊！ 原来老师也会流星镖！"

真正的瞎子

有个同学近视眼，同学们都爱和他开玩笑，一见面就冲着他喊："瞎子！ 瞎子！"有一天，他到一位朋友家里去串门，忘了戴眼镜。 晚上回家时，他只好从朋友家借了一个灯笼。 那天晚上，天上挂着一轮明月，他一路上很顺利地回到了家。 第二次，一伙朋友到他家来串门，他立刻吹嘘说："哼！ 你们总骂我是瞎子，其实，我的眼睛好极了。 昨天晚上，我只从朋友家借了一个小灯笼，很顺利地回来了。"这时，一个邻居的小孩给他送来了一封信，信上写道："亲爱的朋友，昨晚你错把装鸟的笼子当成灯笼拿走了，请急速送还。"

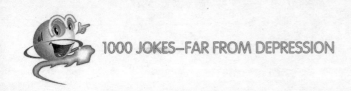
行动不便

老王在楼梯上绊倒，摔断了一条腿。 医生为他的伤腿打上了石膏，叮嘱他在拆石膏之前不能再走楼梯。

一个月后，医生给他拆了石膏，说他恢复得很好。

"哦，太好了，"老王说，"现在我能走楼梯了吗？"

"可以了，"医生说，"不过你得保证小心。"

"真不知怎么跟你说，这太令人欣慰了，"老王叹了口气说，"这些日子天天顺着外面的排水管爬上爬下，实在麻烦透了！"

手 太 潮

前几天，同事小赵花 30 元买了辆二手自行车。 刚骑了一天，后胎就瘪了，推到单位对面的修车摊儿去修。 修好后刚骑两天，前胎又爆了，于是小赵又去了修车摊儿。 一看外胎都裂了，师傅给换了个新外胎。 一天后，他又找师傅换了闸线，两天后，他又换了闸皮……

昨天，他骑车出外办事，短短三站地的路掉了 10 次链子。 当他再次光顾修车摊儿时，师傅哭丧着脸，一边作揖一边说："哥们儿，求您了，你到别的地方去修吧，我给你掏钱行不？ 你整天来找我，别人还以为我手太潮，连着几天都没人敢来我这儿修车了……"

从美国直接带来的

一位中国老妇人在美国看望女儿回来不久，到一家市银行存女儿送给她的美元。 在银行柜台，银行职员认真检查了每一张钞票，看是否有假。

这种做法让老妇人很不耐烦，最后实在忍耐不住说："相信我，先生，也请你相信这些钞票。 这都是真正的美元，它们是从美国直接带来的。"

还算爷们儿吗

超市买东西没带够钱，于是向旁边的师兄借。 只见师兄慢腾腾地把手伸进上衣袋作掏钱状，我满怀感激地静静等待。 谁知师兄把衣服四个口袋全翻出来，最后还挨个抖抖道："你搜，你要是能搜出一块钱来，那我女朋友昨天就白忙活了！"

第二天，在楼下小卖部撞见师兄正拿5毛钱硬币买小布丁，我上前怒道："你不是没钱吗！"师兄没好气道："你笨啊，5毛钱都藏不住我还算爷们吗！"

酒 鬼

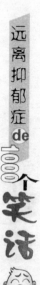

王叔某夜又喝了个酩酊大醉，步履蹒跚走回家来。 进门时不小心撞伤了头。 他颠着脚尖，摸索到梳洗间，找出一些胶布，对着镜子贴在伤口上，然后再轻轻地睡在妻子身旁，心中窃喜，这下可以逃脱妻子的惩罚啦。

第二天一大早，太太把他唤醒。

"你吵醒我干什么？"他睡眼惺忪地问。

"这个死鬼，昨天晚上又喝醉啦！"她咆哮道。

"不！ 不！ 我根本没有喝酒，你怎么能冤枉我呢？"

"哼，你没有喝酒，那么梳洗间镜子上那么多胶布谁贴的？"

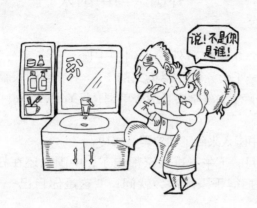

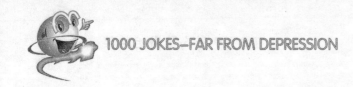

上 厕 所

一次，阿阳请朋友吃饭，中途上了趟厕所，回来时，裤子湿了一大块。

朋友："你的裤子怎么湿啦？"

阿阳："自从我成名之后经常这样。"

朋友："经常这样？"

阿阳："可不是！ 经常是旁边的人撒着尿突然转过来大叫'这不是阿阳吗'！"

老头和驴

一日，一老农赶一驴车进城卖菜。 进城后那驴横冲直撞，老农一鞭抽过去，骂道："你以为你是警车呀！ 想撞谁就撞谁！"卖完菜回家，一出城，那驴拖着车一会儿跑到菜地里吃菜，一会儿跑到麦地里吃麦，老农又一鞭抽过去，骂道："你以为你是干部呀，走到哪吃到哪！"回家路上驴看见邻居挂的渔网，兴奋的跳上去又踩又踏，结果老头被迫赔了渔网，老农一鞭抽过去，骂到："你以为你是 169 呀，想上网就上网！"驴被抽急了，踢了老头一脚，老头伤心的说："你以为你是'斑竹'呀，想 T 谁就 T 谁……"

外国人与中国人

一次，一个非常富有外国人到了中国，开了家公司，需要招聘员工，每月工资一千美元（要会英文的）。 一个中国人看到了，连忙回去学英语。 一个晚上，他学会了四个单词：1. Yes！ 2. No！ 3. Thank you！ 4. Goodbye！

第二天，中国人来到工司应聘，成功。

满了一个月，下午下班大家都走了，中国人还在扫地。 老板看见他还在扫地，扫得干干净净，就问："这是你自己一个人扫的吗？"

"Yes！"

"真的吗？""Yes！""这是给你的100元小费""Thank you！"

第二天，又是中国人在扫地，老板跑过来说："又是你在扫地吗？""Yes！"老板又说："你看见我的金表和银表吗？""Yes！""那就还给我吧！""No！""再不还给我我就报警啦！""Thankyou！"

"你要坐5年的牢！5年！""哦！Goodbye！"外国人当场晕倒！

偷不走的东西

一天，一名娱乐记者冒冒失失地向一位著名歌剧演员问起她的岁数。

"这个我可记不清了。"演员回答。

"怎么？"记者很吃惊，"难道你连自己多少岁都不记得吗？"

"这有什么奇怪的！我认为，我应该记住我有多少钱多少珠宝，因为它能够被人偷走。至于我的岁数，无论谁也偷不走。"

互换项链

有个盗贼在街上抢一位小姐的项链，这位小姐反应极快，一把抓住盗贼的领子，但盗贼还是抢了她的项链走了。

事后警方让她描述一下盗贼的模样，这位小姐说："用不着费劲去找他了。他抢的那根项链，不过是假钻石，我抓他领子时抢了他的项链，是真金的。"

看腿识人

在某大学的一次动物考试中，主考教授宣布试题道：在教室前面放着十只鸟，每只鸟都用布袋罩着，只有腿露在外面。请你们认真地观察每只鸟的腿，然后说出它们各自的俗名，习性，类属等。

一位大学生观察了每只鸟的腿，但这些鸟在他看来，似乎没什么不同，他越看越气恼，起身对教授说：

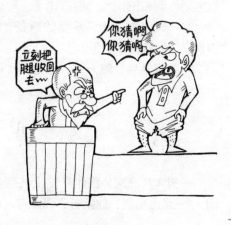

"这样的考试太无聊了，谁能做到看腿识鸟？"

教授对他的言行感到吃惊，连忙问道："你是哪个班的，叫什么名字？"

恼怒的大学生走到讲台把裤管往上一提，向教授吼道："你猜啊，你猜啊！"

不爱占便宜

晚上回家，我客气地对小李说："搭车不？"小李点点头："不好意思啊。"我笑道："反正顺道。"一旁的老张听了喊道："我也顺道。"我说道："那一起吧。"

上车后，老张说了不少客气话，我说："都是同事，没事的。"到了老张家门口，老张笑着塞给我一个信封，我喊道："别，别，这是什么呀，瞧着怪吓人的，不会是钱吧？"老张笑道："不是，是早晨我买的报纸。反正我也看完了，你拿回家吧，愿意看就看，不愿意看就卖废品，我这人不爱占人家便宜。"

打 错 了

某人新装的电话刚好是电影院退租的，所以常常有人打电话询问放映中的电影，刚开始，他总是好言解释这部电话已经不是电影院的了，现在已经是他的，请以后不要再打来，日子一久，他也觉得好烦，于是接到这类电话就简短的说："你打错了！"这样也省些口水。

有一天对方又传来熟悉的声音："请问现在正上映什么片子？"他照例说："你打错了！"

一阵沉默后，对方答："是国片还是洋片呢？"

抢 答

一男人在高速公路休息站上洗手间。第一间有人，于是，他进了第二间。一坐上马桶，他就听到隔壁有人说："嗨，怎样，一切还好吧？"

那男人觉得上厕所时和人攀谈怪怪的，不过，为了不失礼，仍然勉强回答："还过得去啦！"

然后，隔壁的人又说："你在忙什么？"

男人心头一惊，更奇怪了，不过还是答道："我要去出差。"

这时，他听到隔壁的人说："我等一下再打给你。我旁边有个神经病，每次我和你说话，他都抢着回答。"

我不是这个村的

两个傻子对着天上的月亮在争论，一个说是月亮，另一个却说是太阳。

正在他们争论得不可开交时，正巧来了一过路人，两个傻子于是问他："天上的到底是月亮还是太阳？"

过路人答道："我不是这个村的，不太清楚。"

羡 慕

一兄得便秘，在厕所里久久不能如便，正在他努力的时候，看一哥们风一样的冲进厕所，进了他旁边的位置，刚进去就传来一真狂风暴雨，那兄羡慕得对那哥们说："哥们好羡慕你呀。"

那哥们说："羡慕啥，裤子还没脱呢？"

对不起自己

阿呆与阿瓜是一对好朋友，但是阿瓜长的较帅，女友较多，所以阿呆就希望阿瓜介绍一些女孩子给他阿呆。

"阿瓜，你女朋友那么多，介绍一两个给我吧！"阿呆说。

阿瓜说："不好吧……介绍不好的对不起你……"

阿呆："那就介绍漂亮的啊！"

阿瓜："那对不起我自己……"

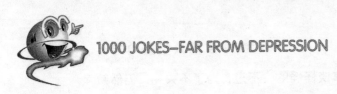

数您的头大

要过年了，一些人便通过关系，在屠宰厂里预订了猪头，于是屠宰厂里的猪头纷纷贴上了写有人名的纸片。 一部长来到屠宰厂，遍视那些写有张三李四的猪头之后，生气的大声说："怎么没有我的头呢！"

屠宰厂的负责人马上说道："您的头在这里，就数您的头大！"

买 菜

菜市场有个嘴特甜的卖菜人，见了谁也叫得特亲热。

这天小万老婆来市场，卖菜人老远就喊："嫂子，看我这韭菜多鲜呀，捎一捆回去给我哥和咱侄儿包饺子吧！"

小万老婆于是提上一捆韭菜就走，卖菜人喊道："嫂子，还没给钱呐。"

小万老婆说："你哥一会从这路过，你跟他要吧。"

卖菜人说："可我不认识我哥呀。"

过路人都笑道："你连你哥都不认识，你哄谁呢？"

万县长跳井了

县政府办公室给每个领导买了只王八，按个头大小分开，怕拿错了，让小荣在每只王八背上贴上一张纸条，上面写着领导的名字。 全部贴完之后，发现贴万县长的那只王八不见了，大家在院里一找，发现那只王八已爬到了井台边跳了进去，小荣大喊："万县长跳井了！"几个在院里劳动的民工听到了，赶忙下到井里，过了一会民工爬了上来说："找不见万县长，已经变成大王八了。"

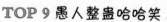

有得有失

一位年青人架驶着跑车行驶在乡间小道，忽然发现一只三条腿的鸡，于是便好奇地加速追赶到一座农场。

令他吃惊的是这农场所有的鸡竟然全都是三条腿。

于是他问农场主人："为什么你养的鸡都是三条腿呢？"

"最近鸡腿价格非常好，这些有三条腿的鸡都是我改良的新品种！"农场主人骄傲的说。

年青人好奇地追问道："那鸡腿的味道怎么样？"

农场主人沉思了一下，望着那群鸡。

说实话，我也不知道。它们跑的实在是太快了，连我都捉不到。

误　会

一女子下夜班，一男子尾随图谋不轨。女子害怕，路过坟地，灵机一动，对坟墓说："爸爸，我回来了，开门啊。"男子大惧，"哇哇"大叫奔逃。

女子心安，正要离开，忽然从坟墓中传来阴森森的声音："闺女，你又忘了带钥匙啊。"女子惊骇，也"哇哇"奔逃。

这时从坟墓里钻出个盗墓的说："靠，耽误我工作，吓死你们！"盗墓的话音刚落，发现旁边有个老头正拿着凿子刻墓碑。好奇，问之，老头愤怒地说："奶奶的，他们把我的名字刻错了……"盗墓的大惧，"哇哇"叫着奔逃。

老头冷笑一声："靠，敢和我抢生意，还嫩点儿……"正说着，一不小心凿子掉在地上，老头正要拾，一弯腰，发现凿子握在草丛里的一只手里，老头正在吃惊，突然一个声音说："你找死呀！乱改我家的号！"老头屁滚尿流，滚下山坡！

这时一拾荒者从草丛爬出，"他娘的，搞一块废铁也得费这么大的神。"

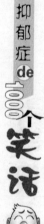

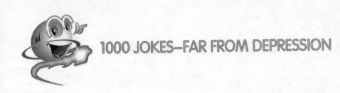

情侣衫

小刘这人的运气可真好，最近找了个女朋友不仅温柔漂亮，而且还心灵手巧。这不，前几天亲手给小刘织了一件既合体又漂亮的开襟毛衣。

小刘这个美啊，一天到晚地穿着在办公室里显摆，气焰十分"嚣张"。谁知好景不长，没过一个礼拜，就见小刘又换上了原来的毛衣。大家都有些不解，纷纷猜测他是不是发生了感情危机。

中午吃饭时，有好心的大姐就问小刘到底怎么回事。小刘笑笑说："没什么，就是我女友用剩下的毛线，顺手又给她家的小狗织了一件，所以当我出门遛狗的时候，总有人指点着说：'看，情侣衫！'"

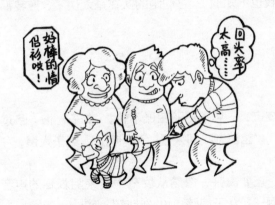

内衣贼的哭泣

警局的电话突然响起……

"这儿是餐旅专校，有内衣贼进女生宿舍啦！请你们马上派人过来好吗？"匆匆忙忙的声音，从电话那头传了过来。

"嗯……听你的声音，你是男人吧！您是舍监吗？"警察若有所疑地问着。"不是啦！我就是那个内衣贼啦……"声音越来越急促的从那头传过来。

"哦……到底是怎嘛一回事呀？"警察微怒地问道。

"快来呀……我被她们包围起来了……生命有危险呀！"内衣贼哭泣着大叫。

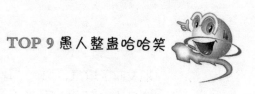

勤劳的中国人

外国留学生说："你们中国人真勤劳！"

中国学生问："何以见得？"

外国留学生说："我观察过了，大街上 5～6 点钟就有很多人了，可你们还嫌不够早，到处立了许多牌子，倡议'早点'。"

燃　烧

老张、老王俩村民到村委会办事，看到墙上挂着一条横幅，上面写着一句名人格言："人的一生不是燃烧，就是腐朽。"

老张不解其意，于是问老王："这是什么意思？"

老王解释道："燃烧就是火葬，腐朽就是土葬。"

送 花 圈

某人给自己刚逝世的朋友送了一个花圈，飘带上写着："安息吧，再见！"

事后他又觉得这样过于简单和一般，于是第二天他又给治丧委员会打电话，说："请在前边再加上'天堂'两个字，如果能挤得下的话。"

第二天出殡的时候，在棺材后边他那个花圈的飘带上改成了："安息吧，天堂里再见，如果能挤得下的活。"

良心不忍

有一天，一位诗人和朋友一起喝酒。他们要了一份下酒菜是四只麻雀。他的朋友一口气连吃了三只，正要吃最后一只时，诗人忙说："这一只该我吃了吧？"

朋友叹了口气，说："我本想给你吃，可是，我实在不忍心拆散它们，还是让它们团聚吧。"

说完，他把最后一只也吃下去了。

季付(继父)还是月付(岳父)

刚找到工作的小王一直借住在亲戚家。他心想：这总不是长久之计。

一天，他在网上看到一个租房信息，便按照联系电话打了过去。接电话的是一老者，说："是我儿子有处闲房要出租，但他现在没在家。"

随后，老者详细地介绍了房子的具体情况和租价，小王听后很满意，便追问了一句："您是季付还是月付？"话刚落音，那老者勃然大怒道："什么继父岳父？我是他亲爹！"

我才是阿杰

在一个超市里，一个男人推了一辆手推车，上面坐了一个小男孩，小男孩持续地哭闹，乱吼乱叫，这个男人不断小声地念道："不要生气，阿杰！不要生气，阿杰！不要生气，阿杰……"

这时候，一位身旁的女士说："你还真有耐心啊，先生！你这样不断地安抚你儿子，可是他好像根本不领情嘛！"

"小姐，我才是阿杰！"男人回答。

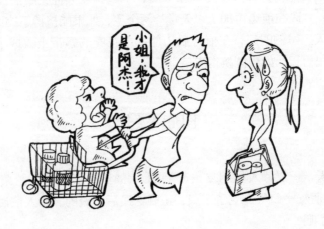

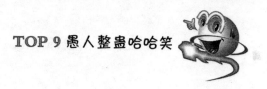

男人气概

一位卡车司机走进一家餐馆，要了食物后坐了下来。

正在这时，门外来了三个穿皮夹克的小伙子，他们从急驰的摩拖车上跳下来进了餐馆，一个抢走了卡车司机的汉堡包，一个端起他的咖啡，一个吃起了他的苹果饼。卡车司机一句话没说，付了钱就走了。

三个小伙子走到收款小姐面前说，"他不像个好男人"，收款小姐说，"他也不像个好司机，你们看，他轧烂了三辆摩托车。"

精神准备

老板出差在外，接到秘书打来的长途电话，报告老板心爱的猫从屋顶上摔下来死了。

老板悲痛之余，把秘书训斥了一顿："这么大的事你怎么可以打电话呢！你使我毫无精神准备，你应该先拍一个电报来，说我的猫上了屋顶；然后再来一个电报说猫摔下来了；然后再来一个电报说猫不幸……"秘书一听，连声称是。过了几天，老板收到一份电报，是秘书来的。打开一看："你妈上了屋顶！……"

导游的父亲

导游："女士们、先生们！你们现在看到的这个文化宫是我父亲主持建造的……这是政府大厦，附带提一下，这幢大厦是我父亲设计的。"来到死海边，导游喊道："女士们、先生们！我们来到死海边了，这死海……""我们已经知道了，"一个旅游者打断他的话说，"它是你父亲打死的！"

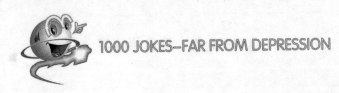
城市建在农村

有一位城里人到乡村去游玩，特别赞赏当地洁净的空气。

"能呼吸到这样新鲜的空气真是太好了！"他感叹说，"一点儿也不像城市的空气受了污染。 真不明白，我们干嘛不把城市建在农村呢？"

剩个乞丐给我

张、李两人同行，远远看见一个富翁坐在轿子里，张急忙把李拉到一旁说："那富翁是我亲戚，见到我，一定会下轿招呼，彼此费事，避开为好。"走着走着，路上又碰到了一个贵人，张又说是他好友，也把李拉开，在路旁回避。

再往前走，见到了一个乞丐。 李急拉张往一旁躲避说："这个穷乞丐是我亲戚，又是好友，要是不回避一下，彼此都不好意思。"

张惊奇地问："你为什么会有这样的亲友？"李笑着说："富翁贵人都给你认作亲友了，只好剩下穷乞丐给我！"

变 红 灯

有一个美国小伙子叫杰克，在中国某大学读书。 他在校园交了个女朋友。 有一天，他女朋友请他到自己家里来吃饭，饭菜都已经做好了，就给杰克打电话。 杰克来的时候在路上买了一束玫瑰花，到了女朋友家门口，却迟迟不敲门。 他女朋友等了大半个小时，急了，再次给杰克打电话。 杰克说："我已经到你家门口了。"女朋友说："那你怎么不进来？""你家门口挂了两个红灯（指中国人的灯笼，杰克是美国人，当然不懂得中国人的传统）。 红灯停绿灯行，这灯不变绿我怎么可以进去呢？"

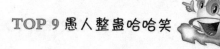

司机和美国人

一个美国人在法国旅游。 一天在出租汽车上，经过凯旋门时，美国人问司机："这是什么？"

司机自豪地说："这是凯旋门，我们用了 40 年才建好。"

美国人鄙夷地说："这种玩艺在美国只用 10 年就足够了！"

经过爱黎舍宫时，美国人问司机："这是什么？"

司机自豪地说："这是爱黎舍宫，我们用了 20 年才建好。"

美国人鄙夷地说："这种玩艺在美国只用 5 年就足够了！"

经过埃菲尔铁塔时，美国人问司机："这是什么？"

司机说："这个我不知道，10 分钟前我从这经过时，这儿还什么都没有呢。"

烧毁车票

一名游击队员在给孩子们讲战斗故事。 他忽然向一个 12 岁的男孩提问："科诺普卡，假如你是游击队的指挥员，为了不让敌人使用铁路，游击队应该采取什么行动？"科诺普卡站起来大声回答："必须迅速占领售票处，并烧毁全部车票！"

接替工作

美国有一年经济危机，失业率很高，一个人工作找了很久，也没找到。 一天他在街上转悠，忽然一个人从建筑工地的楼上掉了下来。 他急忙跑到工头那儿问："那个刚掉下来的人的工作我可以接替吗？"

工头说："不行，他的工作已经有人接替了。"

"谁呀？"

"就是把他推下来的那个人呗！"

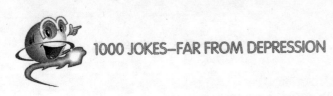

远离抑郁症 de 1000 个笑话

鳄鱼怕鲨鱼

佛罗里达的海滩和蓝天，对一个来自北方的旅客显得格外迷人。 游客正要去游泳，就问导游："你能肯定这里没有鳄鱼吗？"

"没有，没有。"导游微笑着回答，"这里没有鳄鱼。"

游客不再担心，他步入海里，畅游起来。 尔后又问导游："你怎么那么肯定没有鳄鱼呢？"

"鳄鱼精灵得很，"导游小姐答道，"它更怕鲨鱼。"

心跳的办法

贝因哈特晚年时极喜清静，多住在巴黎的一家高层公寓里，但崇拜者仍不断来访。 某天，有位年事已高的崇拜者来看望贝因哈特。 他好不容易爬上了高楼，气喘吁吁地来到贝因哈特的住所，等他稍稍恢复一点体力后问道："夫人，您为什么要住得这么高？""哦，亲爱的朋友，"贝因哈特乐滋滋地对他说，"这是我至今依然能使男人们的心砰然跳快的唯一办法。"

撒哈拉大森林

工头："想在我们这里当伐木工，你得先到前面的树林去试试看你一分钟能锯几棵树。"

过了一分钟。

工头："一分钟20 棵树，太厉害了！ 你以前在哪工作？"

工人："撒哈拉大森林。"

工头："不会吧，人人都知道撒哈拉是个大沙漠。"

工人："对啊，后来的名字叫撒哈拉大沙漠！"

误入女厕

一兄弟上厕所，结果误入女厕，进去之后发现没有小便池，感觉不对，幸好女厕内没有人。 他便若无其事地走出来。 正在开门的时候，遇到一 MM 进来，那 MM 和他打一照面，脸一红，头一低，转身钻到男厕去了。

常常醉酒

大副在船上听到消息，说他妻子跟一个男人跑了，他十分难过，借酒消愁，一生第一次喝醉了。 严格、不讲情面的船长在那天的航海日志上写道：大副今天喝醉了。 第二天，大副酒醒了，觉得完全不值得为一个不忠的女人难过。 他看到船长写的航海日志提出强烈抗议，说这个记录假如不加解释，会断送他的前程，因为这使人觉得他常常醉酒。 但是船长坚持认为航海日志记的是事实，不能改动。

第二个星期轮到大副记航海日志了，在这个星期的最后一天，他写了这样一句话：船长今天没喝醉。

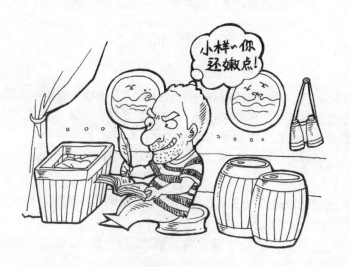

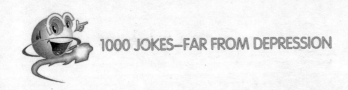

最佳射手

一醉鬼在回家的路上看到了一个天文爱好者，那人正用支在三角架上的望远镜观测星象。

醉鬼也凑上去，通过望远镜，他看到的天上的星星都在向一边倾斜。

"哎呀！真不简单！"醉鬼惊讶地喊起来，并对天文爱好者说，"您，我敢肯定，准是我们这个城市的最佳射手。"

红 笔

某甲决定要到国外去留学，大家为他送行之际，要求他一定要写信来告知生活状况。为了让来信一眼看出好坏，双方决定如果生活过得还不错，就用蓝笔写信，反之则用红笔写信。

一个月过去了，甲的朋友终于收到来信，大家急急忙忙打开信，一看整张信纸满是蓝色的字，顿时大家都放心下来了，信中一开始是这样写的：在这里生活一切正常，物质方面什么也不缺，不过唯一的缺点是买不到红笔。

退 休

主人睡觉了，大脑主持召开一个全身器官工作经验交流座谈会。

心脏首先发言："我要求退休，我干不了了，主人缺乏锻炼，血压、血脂和胆固醇都太高，累得我实在受不了！"

然后是胃发言："我也要求退休，主人总是吃大量酸辣的东西，我都快充血了！"

大脑正在考虑是否应该批准他们的退休申请，听到后面传来一个微弱的声音："我也要求退休！"

大脑看了一下，不知是谁发言，就说："哪一位发言，请站起来说话。"

那个微弱的声音说："如果我还能站起来的话，就不用退休了！"

鬼 天 气

在一个冰天雪地、狂风大作的冬日里，有个人去探望他生病的朋友，路上滑倒多次小好不容易到了朋友那儿，冻得直发抖。

"到这儿来可怕极了。"他说道，"事实上，我每次向前迈一步，就滑回去两步。"

"那你究竟是怎么走到这里来的呢？"朋友追问道。

"我本来想我今天是到不了这儿，于是就生气地骂了声'鬼天气'，转身往回走了……"

寻狗故事

一个富翁带着爱犬出国旅游，在一个小镇上，他的爱犬突然失踪了，他便急忙找到当地一家报社，要求刊登一则《寻狗启事》，并说谁为他找到爱犬，将获得一万美元的酬劳。

富翁等到晚上，还不见晚报出版，又跑到报社去问，只有一个守门的老头在那。

富翁问："难道今天不出晚报了吗？"

"是的，先生。"

"为什么？"

"所有的编辑都上街找狗去了！"

开完追悼会后

甲："唉！ 昨天晚上我一直都没睡好！"

乙："怎么回事情啊？"

甲："我打死了一只蚊子啊！"

乙："那你应该睡得更好啊！"

甲："我开始也这么想啊，可谁知道一会儿来了一大帮蚊子给它开追悼会，开完就算了吧，可后来他们居然还聚餐！ 唉！"

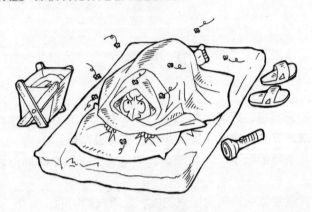

最佳青年

某电视台请到两位青年医生，想评一个杰出青年，让两人做演讲。

问 A 君："你最出色的地方是什么？"

答曰："我用这双手救治了无数的患者！"

问 B 君："那你呢？"

看了一眼 A 君，答道："我用这双手，救治了他的手！"

怕 传 染

一个男人走进一家啤酒店，要了一大杯啤酒。 那只杯子是有把手的，他端起杯子，嘴巴凑在把手一侧的口沿上喝。 服务生看了感到奇怪，问道："先生，您为什么这样喝？"

"有把手的这个地方，一般人喝酒时是不会用嘴去碰的，这样，我就不会感染病菌了。"

过了一会儿，又有一个男人走进来，也要了一杯啤酒，他端起杯子，也把嘴巴凑在有把手这一侧的口沿上喝。 服务生笑了："先生也是怕感染病菌吗？"

那个男人说："不，我有病，怕传染给别人。"

别多嘴了

纽约街头。一个乞丐中暑晕倒，路人围拢过来，议论纷纷。

"这个人真可怜，给他杯威士忌吧。"一位老太太说。

"还是把他抬到荫凉的地方，让他歇歇吧。"好几个人说。

"让他喝点威士忌保管就没事了。"老太太坚持己见。

"应该送他到医院去才对。"另外有人提出异议。

"给他点威士忌，没错！"老太太还是这句话。

中暑的人突然翻身坐起，大喊道："你们别多嘴了！怎么不听老太太的话呢？"

训 狗

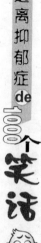

A："我想驯我的狗，让它想吃东西时就叫。"

B："这应该是很容易的事嘛！"

A："我已经教了它足有 100 次了。"

B："怎么样，它会叫了吗？"

A："不叫，但如果我不学狗叫，它就不吃东西。"

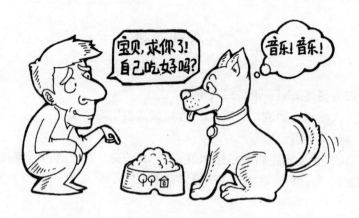

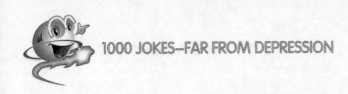

喝醉了的人

有两人喝醉了，被警察抓到了。 有人问："警官，你怎么知道他们醉了呢？"

警官说："一人正在扔钞票。"

那人问："另一人呢？"

警官说："把钞票捡起来，还给那人。"

圣诞老人的孙子

圣诞节将到，某单位举行一次圣诞晚会，由于节目很多，圣诞老人一般在最后才出来向大家祝福。 扮演圣诞老人的演员无事，在那里把胡须拿下来吃肯德基。 当主持人说："现在由圣诞老人向大家祝贺圣诞节快乐，有请圣诞老人。"这时扮演圣诞老人的演员，上台忘了戴胡须。 主持人一看不对呀，这圣诞老人怎么没有胡须呢？ 忙说："你是何人呀！"这时他知道自己忘戴胡须了，他急中生计地说："我是圣诞老人的孙子。"主持人马上说："请你把你的爷爷叫来。"他回答后马上跑到后台戴上胡须出来，对大家说："你们有没有看到我的孙子？"

这次别吝啬

大傻入境某国时，带了只八哥。

海关人员叫住他说："先生！ 你这只八哥也得付税金。"

"该付多少啊？"

"活的50美元，如果是标本就只要15美元！"此时听见那只八哥嘶哑地叫着："大傻！ 这次可千万别吝啬啊！"

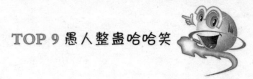

心理阴影

一个匪徒冲进一家银行，用枪指着出纳员，扔给他一个口袋，说："给你一分钟把口袋装满，否则，你将成为地理！……"

出纳员虽然处于极度的恐慌之中，但仍然哑然失笑："你……你说错了吧？应该是你将成为历史……"

匪徒皱皱眉头，不好意思地说："从念书的时候开始，我就最怕上历史课。"

难以从命

一位女生坐在座位上，嘴里拼命地嚼着口香糖，脚却伸到课桌旁的通道里被老师发现了。"玛丽！"老师严厉的大声叫她。"老师，什么事？"这位女生回答说。"把口香糖从嘴里拿出来，把你的脚放进去！"

诚实的证人

法官："证人，在你作证之前，我应该告诉你，在法律面前，你只能讲你亲眼看到的事情，不要讲从别人那儿听到的事，明白吗？"

证人："明白了！法官先生。"

法官："我有几个问题要问你。请你先告诉我，你是何时何地出生的？"

证人："天哪！我尊敬的法官，我无法回答您，因为这是我母亲告诉我的。"

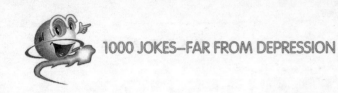
治安太差

一位妇产科的护士问一位医生："不知您有没有注意到，最近有许多双胞胎出生，这是什么原因呢？"

医生想了想，说，："这是因为最近社会治安太差了，他们不敢一个人出门。"

拒不交代

在法庭上，法官在审问窃贼："你老实交代，你是怎么打开那个保险柜的？"

"这可不能告诉您，法官先生，"窃贼说，"因为本庭上在坐的说不定就有想吃我这碗饭的。"

不 早 说

有天，一醉汉走出酒店，上了出租车，对司机说："希尔顿饭店，88楼 888 房间。"

途中，司机发现醉汉把衣服一件一件全脱下了，便说："先生，还没到你的房间呢！"

醉汉一听恼火了："你为什么不早说呢？ 刚才我已经把皮鞋脱在门外了！"

谁带了威士忌

一位男子跑进车厢，着急地嚷嚷："隔壁车厢里有一位太太晕过去了，谁带了威士忌？"

乘客中很快有人拿出了威士忌。

这位男子接过。 喝了几大口，然后将酒瓶还给乘客道："太谢谢你了，我这人看见女士晕倒就难受，这下好多了。"

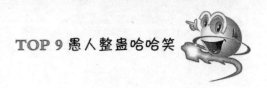

报 仇

在马德里，一场斗牛赛刚刚结束。 在这场比赛中，一位著名的斗牛士受了重伤，他刚刚被抬进医院不久，却只见他全身多处缠着绷带又从医院走了出来。

"我一定要报仇。"斗牛士向聚集在医院门前的众多崇拜者大声疾呼。 然后他开始沿街向前走去，人们紧紧跟着他，不知他要做什么。 斗牛士走进了一家酒馆，坐在了一张桌旁，然后吩咐侍者："给我上两份烤牛肉，烤得越焦越好。"

招 牌 菜

一位不懂法语的女游客到法国度假。 她走进一家饭馆，侍者立刻递上菜单，她不好意思说自己不懂法语，只好胡乱地指着上面一行说："就来这个吧，我想它一定是你们的招牌菜。"

侍者非常吃惊，说："这是我们的老板。"

好 了

两个猎人在森林中狩猎，其中一个突然晕倒了。 他看上去眼神呆滞，已经停止了呼吸。 另一个猎人掏出手机拨打紧急求助电话。 他气喘吁吁地对接线员说："我朋友死了，我该怎么办？"

接线员用冷静和宽慰的语调回答说："放松一点，我能够帮助你。 首先必须确定你朋友真的死了。"

一阵沉默过后，接线员在电话里听到一声枪响，重新抓起电话的猎人说："好了，然后怎么办？"

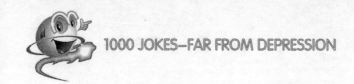

义正词严

一个先生帮他太太向保险公司买保险，签约完毕后，他问那个业务员："如果我太太今天晚上死了，我可以得多少？"

业务员回答道："大概 20 年徒刑吧，先生！"

名字两次上报

甲："我的名字两次上报了。"

乙："值得庆贺。 第一次是什么时候？"

甲："我写的文章在报上发表。"

乙："第二次呢？"

甲："别人揭发我抄袭。"

奖　品

"你这手表不错，在哪买的？"

"不是买的，是赛跑得了第一名的奖品。"

"哦，有多少人跟你一起赛跑？ 都是些什么人？"

"连我一共三个人，警察得第二名，丢表的人得第三名。"

坐牢的原因

有一天，牢里来了一个新的犯人，旧的问新的："哎，你犯了什么罪啊？"

"哦，没什么，我只不过在一个禁止钓鱼的地方炸鱼，后来水面上就浮上来几条鱼。"

旧的说："这样就坐牢了？"

新的说："我还没说完呢，跟着浮上来还有 6 个潜水员。"

泄露天机

一青年遇劫，奋勇抵抗。激战之后，歹徒终于把青年制伏，一搜他的口袋，才有 2 元 7 角钱。

"难道你就为这点钱拼命？"歹徒问。

"哎呀，"青年说，"早知道你只要这么点的话，我准会双手奉送。我还以为你要抢我藏在鞋里的 3000 元呢！"

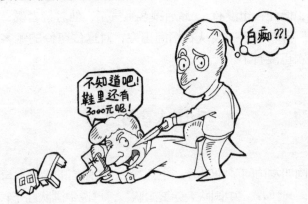

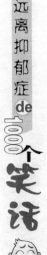

吝啬鬼请客

一个出了名的吝啬鬼终于决定要请一次客了。他在向一个朋友解释怎么找到他家时说："你上到 5 楼，找中间那个门，然后用你的胳膊肘按门铃。门开了之后，再用你的脚把门推开。"

"为什么要用我的肘和脚呢？"

"你的双手得拿礼物啊。天哪，你总不会空着手来吧？"吝啬鬼回答。

打赢官司

年轻的律师第一次打官司就赢了，他回到家，对老律师父亲说道："爸爸，你还记得你经手的那宗约翰和彼得的没完没了的官司吗？我只用了一个月便把它顺利地解决了。你瞧，连律师费都拿到手了，真不明

271

白你怎么会拖那么久也没有办完。"

老律师："孩子，你知道我是怎么供你读完法学院的吗？"

没 有 了

一位顾客进一家餐馆，把大衣挂在衣帽间，然后坐到桌子旁，要一份牛排。侍者从厨房出来说："对不起，没有了。"顾客又要了一份红烧猪肉，侍者又从厨房空手而回，说："对不起，也没有了。"顾客又选了几样其它的菜，但什么也没有。最后顾客生气了，他对侍者说："把我的大衣拿来吧！"侍者过了一会从衣帽间出来，对这位可怜的顾客说："很抱歉，您的大衣也没有了！"

中国太奇妙了

有位美国朋友访问了中国后，对翻译说："你们的中国太奇妙了，尤其是文字方面。譬如：'中国队大胜美国队'，是说中国队胜了；而'中国队大败美国队'，又是说中国队胜了。总之，胜利永远属于你们。"

鼓励球员

在上半场的足球赛中，球队输得极惨，场上观众走了大半。下半场比赛即将开始了。教练鼓励队员说："伙计们，加油干，下面的比赛对我们极有利，因为给我们喝倒彩的观众都已经走掉了。"

足球运动员

一对足球运动员去别国比赛，一天，在休息时间他们去街上闲逛，忽然一个婴儿从 10 楼上掉了下来，守门员本能的一个跳跃扑了出去，接住了孩子。街上的人纷纷赞扬，只见守门员笑了笑，习惯性的拍了孩子两下，一个大脚开了出去……

打 猎

一个年轻的猎人来向老猎人请教如何猎熊。 老猎人说，通常我都是先找到一个山洞，然后向洞里扔一块石头，如果听到有"呜呜……"的声音，那里面一定有熊，你就跳到洞口，向里面开枪，一定能打到熊的。过了几天，老猎人在医院里看全身缠满绷带的年轻猎人，很惊讶，年轻猎人说，我去猎熊，先找到一个山洞，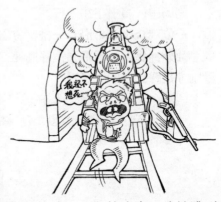然后我向里面扔了一块石头，听到里面有"呜呜……"的声音，我就跳到洞口……可是，我还没来得及开枪，从山洞里开出一列火车！

要烤几分熟

甲："你不是在火化场做得好好的，怎么会被辞退呢？"

乙："都怪我多嘴！"

甲："你说了什么吗？"

乙："那一次我问旁边的家属要烤几分熟！"

死 刑

监牢里，一位死刑犯焦躁不安。 一位好心的看守对他说："别怕，电流很强，也就一眨眼的工夫，丝毫没有痛苦的。"这时，从刑场那边传来惨叫声。 "什么声音？"死刑犯战战兢兢地问。 "我也不知道。"看守说着就去刑场看个究竟。 "没什么，赶上停电了，只好用蜡烛。"看守若无其事地说。

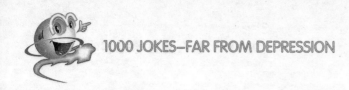

仅此而以

剧场里，演出正在进行。

一位观众站起来沿着一排座位走进了休息室。

几分钟后，他回来了，并向座在这排的第一位的观众问道："请问，我刚才是踩到您的脚了吗？"

"对。不过没关系，现在已经不疼了。"那位观众答道。

"不。我不是这个意思，我只是想证实一下我是不是坐在这一排。"

装 门 铃

一个吝啬鬼请工人帮他装个门铃，在他回去的时候看见工人搭着梯子在大门上方在弄着什么东西。

"喂，你在我家屋檐下装什么东西啊？"

"哦！你好，先生，我在帮您装门铃。"

"你傻了吗？门铃怎么可能装在那么高的地方啊！"

"可是你给我的资金我最多也只能把线拉到这里而已啊！"

旱鸭子专用

暴发户邀集了许多朋友去参观他的三个游泳池。大家都大愕不解，问他为什么需要三个。

他说："第一个和一般游泳池一样，装的冷水，用途也和一般一样。第二个则是装热水，天气冷时使用。第三个则不装水。"

"那不装水成什么游泳池？"

"我有一些朋友是旱鸭子，他们不宜用冷、热水游泳池，所以特地为他们建造了这个。"

醉　鬼

某天夜班来了4个坠楼者，其中最重的一侧肢体全部粉碎性骨折。

事情经过：这4个人是好朋友，在3楼家中的封闭阳台上喝酒，喝高了以后提议打扑克。

主人说："我去买。"于是拉开窗户"走"了出去。

另一人说："我也去！"

……

第3人猛然醒悟："这是阳台啊！ 我得去拉他们……"

第4人大惊："你一个人怎么拉得动……"

送他们来的群众说："黄昏时分，突然从一个窗口里接二连三地掉下来4个人……"

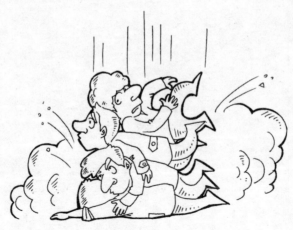

发家致富
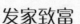

一位白手起家的大亨正在夸耀他成功的秘诀。

他说："本人平时有一个理论，那就是薪水是工作中最不重要的一个环节。 全心全意工作，以达到个人能力的巅峰，所带来的满足感比金钱更大。"

记者问："你就是让自己深信了这点后才发家致富的吗？"

"不，我是让为我工作的员工深信不疑后发家致富的。"

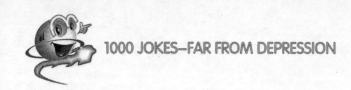

技　能

　　"请告诉我，史密斯先生，"面试官问道，"您还有什么其它您认为值得一提的技能吗？"

　　"的确还有，"应聘者谦逊地说，"去年我的两篇小说登上了全国性的杂志，我还完成了一部长篇小说。"

　　"很不简单，"面试官评价道，"不过我想知道您有哪些能在办公时间运用的技能。"

　　史密斯先生愉快地解释道："哦，这些都是我在办公时间完成的。"

TOP *10*

爆酷网文笑嘻嘻

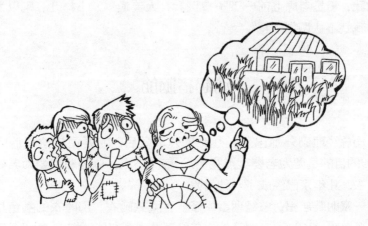

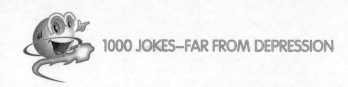

长得帅不是我的错

有次我走到街上，一群美女拦住我，问我："你帅吗？"我说："我不帅！"回应的是 5 个火辣辣的手指印，然后她们就一起上来打我，边打还边骂我虚伪。

第二次我走到街上，又一群美女把我拦住，问我："你帅吗？"我记住上次教训，点了点头，说："我帅！"她们又一起来打我，边打边骂我太不谦虚！

第三次我走到街上，又一群美女围住我，问我："你帅吗？"回想起前两次我的"下场"，我没回应，一扭身，刚想走，孰料她们将手里拎着的手提包一起疯狂地抢向我，其中扁我扁得最卖力的那个女生还破口大骂道："操！ 你小子帅得都拽成这样啦？"

一天，明星们约我出去玩，猛然间，树林里窜出一只老虎来，老虎不追别人，就追刘德华，追着追着，刘德华不见了，老虎一回头，看见既帅又酷的我，于是老虎上前一下子按倒我，大笑道："小样儿，别以为你变得更帅我就不认识你了！"

动起猪脑筋

公司总经理到外地出差，办完了公事之后，就要司机拉着他到处转转。 转的目的是要为老婆买点礼物。 每次外出，总经理都要为老婆买点礼物回去，几年来已经成了一种习惯。

在一家时装店里，总经理看中了一件女式睡衣，那睡衣的颜色是粉红色的，很性感，360 元。 付了钱，总经理才感到有些后悔。 原因是营业员没有开"办公用品"的发票。 这让总经理很为难，回去后怎么到财务科报销呢？ 返回的路上，他坐在车子里一直想着这个问题。

车行至一路口，忽见一老农赶着一群猪过来。 总经理顿时来了灵感，便对司机说道："我给你嫂子买了件睡衣，回单位后无法入账报销，你就打个便条吧，就说路上开车不小心，撞死了农民的一头小母猪，赔款360元。"

事情本来就这样了结了，但司机心里不舒服：睡衣你老婆穿在身上了，花费的钱公家给报销了，却把这个责任推到我的头上，我成了冤大头，哪有这样的道理！

终于有一天，司机也拿着一张便条找总经理签字。 上面写道："某月某日出车至某某路段，不小心撞死农民一头小母猪，赔款 320 元。"

总经理拿着便条想了一下，大笔一挥，签上了自己的名字。

过了些日子，总经理到外地出差，办完公事，又让司机拉着他到处转，目的还是给老婆买礼物。 在一家珠宝店里，总经理看中了一对 850 元的耳环。 付了钱，珠宝店的营业员不肯开具"办公用品"的发票。

总经理回去后，又让司机打了一张和上次一样的便条。 不过这次总经理在便条上改了一个字，把"撞死了一头小母猪"改成了"撞死了一头老母猪"。

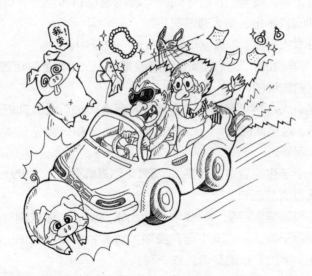

总经理的车接连撞死母猪的消息，两位副总经理和近 10 位中层干部都知道是怎么回事。 于是，今天是李副总经理，明天是王副总经理，后天是计划科的赵科长，再后天是安全办的赖主任……隔三差五，就经常有人拿着"撞死小母猪"或"撞死老母猪"的便条让总经理签字。

于是，总经理召集所有公司干部开了一个会，专门研究这个问题。 经过充分发扬民主，他们研究出台了一个《××公司关于干部外出撞死母猪的规定》。

《规定》明确强调：总经理每年可以撞死 12 头猪，其中老母猪不得超过 6 头，副总经理每年可以撞死 6 头猪，老母猪不得超过 3 头。 中层干部每年可以撞死 3 头猪，其中老母猪只能撞死 1 头。 一般员工外出一概不准撞死猪。 凡超指标的，其费用一律不得入账报销。

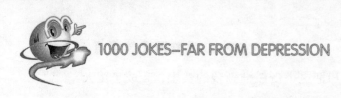

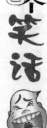

山本的回答

在课堂上，女教师提问："'要么给我自由，要么让我死。'这句名言最早出自谁之口？知道的请举手。"过了好大一会儿，才有个从日本来的新学生山本用不大熟练的英语回答："1775 年，巴特利克·亨利说的。"

"很好，那么，'民有、民治、民享'是谁说的。""1863 年，亚伯拉罕·林肯说的。"

"完全正确，同学们，刚才回答问题的是位日本学生，可是生长在美国的同学却回答不出，多么遗憾啊！"

"把日本人干掉！"教室里突然发出一声怪叫。

"谁！谁说的？"女教师气得满脸通红。山本立刻回答道："1945 年，杜鲁门总统说的。"

这时候有人小声嘟囔道："这真叫人恶心……"女教师听到后更加生气："好吧，这是谁说的？""1991 年，乔治·布什会见日本首相时候说的。"山本回答。

另外一个学生拍着桌子大笑："耶！你真够劲。""1997 年，比尔·克林顿对莱恩斯基说的。"

整个班级都陷入混乱，一些学生冲山本高喊："你这泡狗屎，你再敢说话我就把你干掉。""2001 年，盖瑞·康迪特对莱薇说的。"女教师气得晕倒在地，学生们在她身边围成一圈。

一个学生说："妈的，这回我们有大麻烦了。""2002 年，亚瑟·安德森说的。"山本立刻回答道。

电 梯 道

一个好心肠的人路过一幢楼房，在楼梯口处，他看到一个家伙醉得很厉害，坐在台阶上，似乎等着有人来帮他一把。于是他走上前去问他："你住这儿吗？"

"是的！"醉鬼回答。

"你要我帮你回家吗？"

"是的！"

于是他扶起那个家伙，把他拽到二楼，然后他问："你住这层楼吗？"

"是的！"

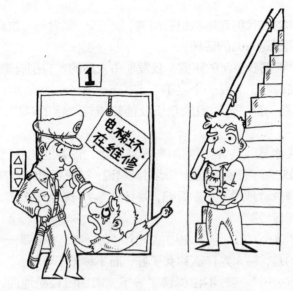

听到他这么说，好心人打开了身边的门，把那醉鬼塞了进去，因为他不希望醉鬼的家里人以为是他把他灌醉的。当他下了楼之后，出乎他意料的是，他又看到一个醉鬼，跟刚才那人长得很像，只不过看上去他好像醉得厉害多了。于是他又问他要不要帮忙送回家，然后把他拖到二楼，问清楚他是住在这一层之后，他打开门，把他塞了进去。

可是，老天跟他开玩笑似的，当他到楼下之后，他又发现一个醉鬼，而且比前面两个人醉得更厉害。不过，他毕竟是个好心人，他还是像帮助前两个人一样把他背上了二楼，塞进了那个门里面。

但是，当他下到楼下的时候，他又看到一个醉鬼，他正想过去问问到底是怎么回事，那醉鬼却像见到鬼一样发疯地跑到不远处的警察跟前，对警察说："警察，请你管管，这家伙不停地把我弄到二楼然后把我从电梯道里面给扔下来！"

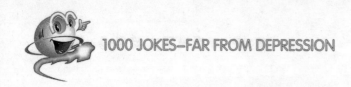

造字的奥妙

某君自称对古代的造字法很有研究。 一天，某君与一友聊天时，情不自禁地就谈到了这方面的话题。

某君："根据我多年的研究，我发现古人造的字特别有道理。 就拿这个'歪'字来说吧，上面一个'不'字，下面一个'正'字，不正就是歪的意思吗。 看，看一个的组成我们就能知道这个字的意思，多么有道理呀。"

友人点头称是。 某君不禁面有得意之色，正要继续自己的高论。 忽然，友人好像想起了什么，就谦虚地对某君说："我想向你请教一个字。"

某君胸有成竹地说："你说吧，是什么字？ 无论什么字，我都能给你一个满意的答复。"

友人："这个'好'字，左边是一个'女'字，右边是一个'子'字，我想不明白的是，古人为什么称女子好，而不称男子好呢？"

"这个嘛……"某君不由得愣了一下，随即就轻松地说，"其实这个问题很简单，因为造这个字的人怕老婆。"

唐僧写给悟空的一封信

亲爱的悟空：

在天庭住好一阵子了，不知你在花果山过得可好？ 我这封信写得很慢，因为知道你看字不快。 我们已经搬家了，不过地址没改，因为搬家时顺便把门牌带来了。 这礼拜下了两次雨，第一次下了3天，第二次下了4天。

昨天我们去买比萨，店员问道："请问要切成8片还是12片？"你勤俭的师母说："切8片好了，切12片恐怕吃不完。"那间店比萨还不错，改天我们全家再一起去街口的餐馆吃牛排。

还有你观音阿姨说你要我寄去的那件外套，因为邮寄时会超重，所以我们把扣子剪下来放在那件外套的口袋里了。

你嫦娥姐姐早上生了。 因为我还不知道到底是男的还是女的，所以我不知道你要当阿姨还是舅舅。 最近没什么事，我会再写信给你。

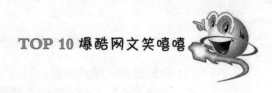

让人哭笑不得的小偷

第一次，出国回来，刚下火车，发现包的拉链被拉开了。 打开一看，资料还在。 不过资料的空白处多了几排小偷写的字. 这么漂亮的包，里面不放钱，你没钱摆什么阔？ 浪费我的感情！

第二次，我白天在家休息，正在上网的时候，忽然听到厨房有声音传过来，我轻轻地走过去一看，原来是个小偷撬我的防盗门窗。 我抽出一把菜刀走过去对他说："你要干什么，再不走我就报警。"那贼不慌不忙地收起工具，然后对我甩出一句话："你有病呀，家里有人，出个声呀！ 害得老子白忙了半天。"说着转身走了……

第三次，我一个人在街上散步，一个 10 来岁的小男孩掏我的衣服口袋，我转过脸对他说："小孩，掏什么？""废话，当然是钱了。"小孩答道。 我看他是小孩子，就吓唬他说："我没有钱，你不用再来掏，要不然送你去公安局。"小孩瞪了我一眼说："你没有钱，还凶什么凶？"说完气呼呼地走了，我一时被气得说不出话来。

第四次，我下夜班回家，已经很晚了，我在卫生间洗漱，忽然听到门口有动静，好像是有人在门口撬我的锁。 于是我大喝一声："谁？ 在干什么？"谁知道那贼却在门口答道："这么晚了还不睡觉，搞什么搞？"说完就没有声音了。

让小偷帮帮忙

超市里，一个老头正拿着奶粉看包装。 这时，一个小偷的手伸进了老头鼓胀的上衣口袋。 旁边有顾客发现，营业员也发现了，碍于小偷凶悍的样子没人敢出声。 眼看小偷的手指已伸紧进口袋，老头还浑然不觉。 女营业员急中生智，对老头吼到："喂，老年人，要买快过来交钱，不要在那里挡着别人。"

老头一听就火了："你这是啥态度，我看仔细点不行吗？"说着老头将左手往上抬，好像生怕妨碍小偷似的。 见周围都是女顾客，小偷更肆无忌惮了。 终于，小偷将纸包偷了出来。

小偷出了超市，顾客和营业员责怪老头。 没想到老头说："感谢你们，我知道有人摸我的包。"

"什么？"人们不解的看着老头。

"那是用纸包的痰，找不到地方丢，让小偷帮帮忙也好。"

猪肉涨价后

一

师徒四人正在赶路，忽然间黄沙漫天，许多妖怪从天降。

3个徒弟见状大惊，忙跃到唐僧跟前作势御敌，却见众妖怪上前捉了猪八戒，转身就跑。

悟空猝不及防，回过神来，众妖怪已去得远了。

八戒大奇，叫道："你们抓错了，下边那个白白嫩嫩的才是唐僧！ 为何抓我老猪啊？"

妖怪头子身在半空，回头答道："娘的，猪肉价格猛涨，3年不知肉味了。 传说唐僧肉能长生不老，却不知真假，眼前吃顿猪肉倒是要紧！"

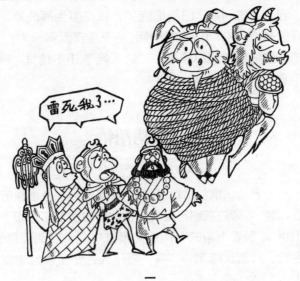

二

四人正行之间，八戒身上忽然"叮咚"做响，却是手机来电。 抄起电话一看，原来是高老庄的老高头，老猪的泰山大人。

"喂，岳父大人。"

"八戒吗？ 我是老高呀。 唉，不知为何，我那女儿最近思念你得紧，整天寻死觅活的。 不知你那经取得怎样了？ 能否回来一趟？"说罢不住叹气。

八戒又惊又喜，忙连声答应。 一转头瞥见师父，却不知如何开口。但一想到那美貌如花的高秀兰，哪里还把持得住？ 当下软磨硬泡，不住恳求。 唐僧眼见留他不住，叹了口长气，也就随他去了。

不一日，八戒来到了高老庄。 老高头早已摆下宴席，宴请亲朋好友，为女婿接风。 八戒喝得酩酊大醉，由人扶回房去。 刚进了屋，却听得门外有人说话。

"高老，你这个妖怪女婿如此丑陋，脾气又大，你怎么又把他招回来了？ 这不是自讨苦吃吗？"

老高头洋洋得意地说："现在这社会，家里养头猪，顶个爆发户啊。哈哈，哈哈……"

等鞋落地

一个穷乐师住在伦敦中心一间公寓里，每天，不是半夜就是将近凌晨才到房间，他那么疲倦，回到房间总是往床沿一坐，脱下两只皮鞋"咚、咚"抛在地板上，喃喃地说声"谢天谢地"，倒头便睡。

住在他楼下的一个穷房客，每天半夜都要被这"咚、咚"两声惊醒，房客实在受不住了，就向乐师诉苦，善良的乐师感到非常抱歉，答应以后脱鞋时尽量地把鞋放在旧地毯上。

第二天快一点钟时，乐师从俱乐部回到房间，照旧往床沿一坐，脱下一只皮鞋，"咚"的一声抛到地板上，他正要脱第二只皮鞋，蓦地想起他答应过的事情，于是非常小心地把另一只皮鞋轻轻地放在地毯上，然后睡去了。

一个钟头以后，他被一阵猛烈的敲门声弄醒，住在楼下的那个房客站在他面前，可怜的房客结结巴巴地恳求道："快，快，快扔另一只皮鞋吧，我足足等了一个钟头了，等你扔了才能入睡。"

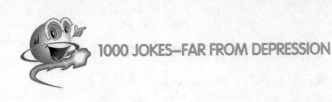
求爱简历

十分坚强：被女孩子海甩了 45 次，还活着；

人也很好：这是 45 个女孩子中的 36 个女孩子和我说的最后一句话就是"你人真的很好！"

爱护动物：所以家里的"小强"成群；

做事果断：买东西后立刻付账，饿了马上就吃饭；

节约用水：便后不洗手；

视金钱为父母：我爱我的父母；

不会落井下石：用了很多方法也没有将我的朋友从井里面救出来，他说想见他女朋友最后一面，我二话没说就把他女朋友扔下去了；

有同情心：我策划了一个让朋友失恋的计划，好让他跟我有同样的心情，这就是同情心；

我很阳光：所以黑得跟碳似的；

对人包容：我有点近视；

领悟力强：在被甩的经历中，有个女孩子把我拉到郊外，将我送她的玫瑰花，慢慢的插在了一坨粪上，我立刻就明白了，没等我说"我不会嫌弃你的"这句话的时候，她就走了；

坚韧不拔：在茶座里和朋友海侃了 6 个小时之后，朋友终于去付账了；

很浪漫：玫瑰，红酒，小提琴手，蜡烛，还有一包康师傅。

舅妈和舅爸

室友小李是南方人，所以在亲属的称谓方面，跟我们有很大的差异。比如说，我们称呼"姥姥、姥爷"，他则称呼"外婆、外公"；我们称呼"舅妈"，他则称呼"妗子"等等。 因此，他在跟我们聊天的时候，对待如何称谓很谨慎，没有足够的把握从不开口。

昨天，我收到舅妈从上海给我寄来的包裹，我就顺便向室友讲起了我舅妈的传奇经历，讲她如何孤身一人到上海创业，从一个弱女子成为了一个女强人。

这时，一直保持沉默的小李突然看着我，问道："那你舅妈和你舅爸是怎么认识的啊？"

千年等一回

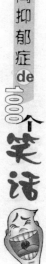

看到这个小妞儿呀，王书立马就被迷住了。

反正没事，王书看到小妞下车，他马上就下了车。

后来就一路跟踪，小妞买汽水，王书买口香糖。 小妞打的，王书也打的。 小妞上厕，王书把门。 小妞进公园，王书也买了一张票。

王书还发现小妞偶尔还回过头来朝他笑一笑。

后来小妞进山里旅游，王书也跟了去。 可是跟着跟着，小妞不见了人影。

王书正东张西望，小妞又从树林中出现了，还提了两大袋东西，友好地朝王书笑笑，王书紧张得不知所措。

小妞走过来，对王书说："下山吗？"

王书忙说："下下下。"

小妞说："我也下，我现在有点事，这点东西能不能帮我提一下，我去去就来？"

"好好好。"王书说。

于是，王书就提着东西等。 好沉的东西呀！

可是左等右等，小妞就是不来。 末班车就要走了，怎么办呀？ 哎，没办法了，走人！

可是这东西，哎，打开看看。

哟，包得挺好的，一层，两层，三层，四层，哈，出来了，我的天，好大两块石头！

还有一张小纸条：我就不信甩不掉你！

大话墨鱼

某日，阿甘与朋友在餐馆吃饭，点菜若干。 菜很快就上了上来，其中有一盘黑鱼。 大家忙着讲话都没有理会。

大约一分钟之后，服务员匆忙而来，悍然将其端走，原因是：上错了。

大家一齐长叹："曾经有一盘黑鱼摆在我的面前，我没有珍惜，等到失去时在后悔莫及，人世间最痛苦的事莫过于此。如果上天再给我一次机会的话，我会说：我愿意。如果非要给一个数目的话，我希望是一万盘！"

结婚挺晚的

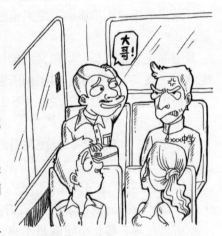

高中时候，一哥们，81 年生，不大，就是特老相……

以下是他坐公交时候发生的事情：

高二时候，这哥们坐公交去学校。

因为路途长，百无聊赖的时候，临座的一个 35 岁左右的男人跟他搭话。

那人张嘴就来句："大哥，去哪里？"

这哥们也许是平常遭受这样待遇多了，也并不万分惊奇，颇平静地回答："三中。"

那男人第二句话："哦，去看孩子吧？孩子上高中挺苦的……"

那哥们脸部肌肉抽搐了一下，没吭声。

第三句话："大哥，你孩子上高几了？"

那哥们是真烦了，也不解释，顺口来了句："高一。"

这时候，经典出现了。

那男人异常惊奇地瞪大眼睛看着那哥们，看了足足十秒钟，来了句："大哥，那您结婚可是挺晚的啊！"

它在里面吃

客人拜会主人，两人谈到吃午饭时，主人到后面吃饭，把客人丢在会

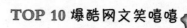

客室里。

半天，他吃完饭出来，装作没吃的样子有说有笑，客人忽然抬头望着屋上的梁说："哎呀，你家的屋梁被虫蛀得很厉害。"

主人说："我一点也看不出来。"

客人说："它在里面吃的。"

不能让老婆知道的事

第一件：偶得感冒到医院看病，突遇一孕妇跌倒，忙上前助人为乐，搀扶孕妇进病房。

第二天上班，大家都用异样的眼光看我，一位要好的哥们儿拍着我的肩头神秘地说："哥儿们，行啊，都把人家肚子搞大了，要注意呀，可千万不能让嫂夫人知道了，今晚是不是找个地方撮一顿？"

我自认倒霉，只得请几个哥们撮一顿"封嘴"。

第二件：迎面走来一个漂亮少妇，并不认识她，她却异常热情地对我露出甜蜜的笑。

我以为自己交了桃花运，忙灿烂地迎上前去，不想屁股后面突然挨了一脚，回头一看———个体格剽悍的男人正恶狠狠地盯着我："哥儿们，干什么？想对我老婆耍流氓啊？"晚上老婆见我身上有片青紫，吃惊不小，我装着没事似的说："没啥没啥，下楼梯不小心摔了。"

第三件：下班后按老婆的吩咐到菜市场买了一只卤鸭，路过一骑车摔伤了胳膊的哥们儿家，顺便小坐。

哥们儿的妻子刚打开门便嚷道："你瞧你，你俩都老朋友了还来这一套？来看他就行了，还带什么卤鸭呀！"出门后只得拐回菜场再买一只。卖卤鸭的浙江小姑娘热情地说："怎么样？嫂夫人吃得满意了吧？我当时就叫你买两只，你还不干。"

第四件：到市场买三斤肉，卖肉的小姑娘割下一块往秤盘上一撂，说正好。回家不相信一个小姑娘能割出"一刀准"，借邻居家的秤一称，三斤半。小姑娘为什么要多给我半斤肉呢？莫非对我有意思？心里痒痒的，接着又去割了几次肉，每次都多给半斤。

正准备和卖肉的小姑娘演绎一场"浪漫的事"，邻居家的老太太说："我这是卖苹果的 8 两秤，你媳妇知道的，没告诉你？"

第五件：俗话说"女大三，抱金砖"，老婆大我 3 岁，可到现在我还没有抱到金砖，心里便有些不平衡。那天梦见一仙女，仙女答应满足我一个要求，要我想好后再提出来。我毫不犹豫地说："我希望有一个比我年轻10岁的老婆。"仙女说这个容易，手里的仙杖一挥，便让我如愿以偿了：我暴长13岁变成了45岁的小老头，今年35岁的老婆正好比我年轻10岁。从梦中惊醒，悲伤不已。老婆问："做啥噩梦了？"我说，捡到一笔钱，却被歹徒抢走了，真不走运。

高科技手表

有一个人赶飞机，却忘记了带手表，于是他想找个人问问。这时，他看见一个人提着两个巨大的手提箱吃力地走过来，那人的手腕上戴着一块异常漂亮的手表。

"请问，几点了？"他问道。

"哪个国家的时间？"那人反问。

"哦……"这个人感到很奇，"你都知道哪些国家的时间呢？"

"所有的国家。"那人回答道。

"哇！那可真是一块好手表呀！"

"还不止这些呢，这块表还有 GPS 卫星系统，可以随时收发电子邮件、传真，这个彩色的屏幕可以收看 NTSC 制式的电视节目！"那人给他演示，果真如此！

"啊！真是太神奇了，我真想拥有一块这样的手表，您可以把它卖给我吗？"这个人充满了无限的期望。

"说实话，我已经烦透这块表了，这样吧，900 美元，如何？"

这个人觉得有点贵，但是他太喜欢这块表了，马上掏出现金，给了那人 900 美元，"成交！"

"好的，现在，它是你的了。"那人如释重负，把手表交给他，"这个是你的手表。"

等他欢天喜地地戴上这块神奇的表后，那人指着地上的两个大箱子说："这两个是电池！"

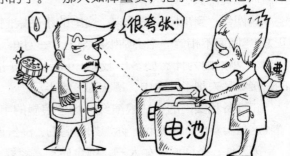

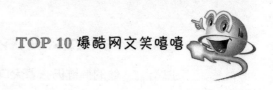

局长的拉链

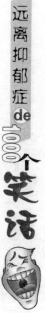

大清早，局长头发锃亮，背着双手，迈着四方步走进办公大楼，裤了的拉链竟然没有拉上，裆部像个惊讶的口大张着，露着里面红红的内裤——那年局长49岁。

门卫保安是第一个看到的。 这个农村来的小伙子身强体壮，但反应却很迟钝，在他涨红着脸还没有想清楚到底该不该跟局长说一声时，局长已经迈着四方步上了楼梯（为了保持健康，局长从来不乘电梯）。

局长在二楼时遇到了团委的女书记，年轻的女书记拿着份材料正要让局长签字，一见局长的裤子，忙装作是偶遇的样子说声局长早，就一转身匆匆地离开了——我是女同志，这事我来提醒不合适。

局长迈着正步继续上楼，在三楼遇到了行管科长。 行管科长一见了局长就堆一脸的笑：身体向边上一侧，给局长让路，等局长过去了，他忙轻手轻脚地下楼——局长护短，"三讲"时谁提意见谁倒了霉，这事我不能说。

局长继续迈着正步上了四楼，在楼道里办公室主任和纪检主任正在聊天，一见局长大开着裤链上来了，两人都吓了一跳，但却都不动声色地和往常一样向局长问好。 局长过去了，两人就小声地质问起来，"你为什么不告诉局长他裤链没拉好？""你怎么不说？""你是纪检办主任！ 领导裆部有了问题应该你过问！""胡扯，这又不是作风问题，这是领导裤子质量问题，属生活起居方面的事，该由你来说！"

局长继续迈着正步上了五楼，在楼梯上遇到审计科副科长拎着暖瓶下楼打水。 一见局长，这位副科长的脸刷一下子红了，他也只是侧身在那儿点头憨笑，等局长过去了。

审计科长随之出现，他也和往常一样，亲热地和局长打了招呼就走——从一楼到五楼都没人提醒，我凭什么要提醒？

局长已上了六楼，左转进了自己的办公室。 这时副局长迎面走来，他诧异地看了局长一眼，也没说话。 他在心里盘算：传闻局长将要调走，而他是最合适的人选。

局长从书记的办公室前走过，书记也发现了他红色的内裤。 他在心里暗暗地冷笑——开着吧，过会儿开会看你怎么出丑！

全局干部会在9点钟准时召开，局长挺胸抬头带着一群党委成员走上了主席台。 他的裤链仍张着大口，但全场鸦雀无声，都装作一无所知的样子。

局长就这样在众目睽睽下活动了 4 小时之久，直到他的小车司机在接他的时候目瞪口呆地指着他的裤链。 局长低头一看，也不吭声，把拉链拉上了。

第二天这个司机就被调出了小车队，办公室主任在给委屈得要哭的司机谈话时郑重指出：你早上开车送局长来时干吗没有看见？

假扮的妹妹

从前有一户有钱人家，家里只有爸爸妈妈和一对兄妹，那个妹妹很不幸死于车祸，从此这家人都笼罩在愁云惨雾之中。

有一天，有个人在公园散步，突然看到一个非常漂亮的小姐的背影，穿着白色的衣服，还围着一条蓝色的丝巾。 哇！ 好美啊！ 这个人心里这样想着，于是他就跟着这个小姐，想看她住在哪里。 结果被那个小姐发现了，还以为他是色狼，于是急急忙忙就跑掉了。

慌乱中那条蓝色的丝巾掉在地上，那个男的就捡起了纱巾，尾随着她，结果跟着跟着，就跟到那个有钱人家家门口了。 他亲眼见到那个小姐进了那家的门。 因为他手上有纱巾，就大胆地去按门铃，结果出来一个老太婆，问："你要干嘛？"他说："我要找你们家小姐。"那个老太婆脸色臭臭地说："你找错人了，我们家没什么小姐。"砰地一声就把门摔上了。

这个年轻人天天在附近等，都没有等到那个小姐。 最后这个年轻人终于死了心。 搬离了这个城市。 许多年后，这个年轻人也长大了，而且事业有成，某一天因为职务上的需要又回到这个城市。 他忍不住又想起了这个有

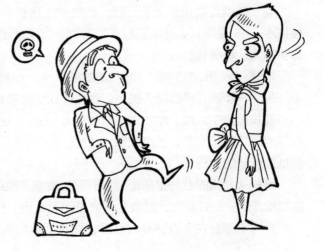

着漂亮背影的小姐，于是他就跟接待他的人讲，要到那家人家看一看。 那个接待他的人就陪他去了。 到了那边，他居然又看到那个小姐，一样穿着白衣，围着着丝巾，走进了那一户人家。

他就问那个接待他的人，知不知道那个小姐是谁，那个人叹了口气说："唉，说起这家人，也真是够可怜的了，他们家的小姐，年纪轻轻地就死了。"她哥哥跟她感情很好的，因为遭受不了这个打击，也发疯了。从那时候起，就常常扮了他妹妹的样子在附近闲晃……

念错别字的领导们

大学毕业后，我被分配到市委机关写文字材料，10 年间伺候过三任领导。 作为秘书，我感到最尴尬的就是领导拿着自己写的讲话稿念错别字。

第一任领导是位老同志，文化不高，嗓音洪亮，最喜欢开大会作报告。 有一次市里召开现场会，老领导拿着我写的讲话稿，对着上千人大声念"感谢各位领导位（莅）临指导"，当时我感觉真比自己念错了字还不好意思。

会后，我特意找到这位老领导，提醒他会上念了错别字，没想到老领导很不高兴，把桌子一拍，说："年轻人要懂得谦虚，不要才认识几个字尾巴就翘到天上去！"此后好长时间，老领导见面后都不愿意搭理我。

第二任领导是理工科出身，讲话喜欢用新名词，什么"系统论"、"产业链"、"关联度"，让人听后半懂不懂，但也经常念错别字，最让人不能容忍的是，他总把"叫嚣"读成"叫器"。 不是吧，这么低级的错误也犯？ 一次我实在忍不住，找机会委婉地告诉他正确读音。

领导听后脸一红，很奇怪地看了我几眼，说："我早知道这个词念'叫嚣'！ 可是，当年我小学老师一直念'叫器'，结果从那时起我也养成习惯了，几十年都这样念。"此后好长时间，这位领导见面后也不愿意搭理我。

第三任领导比较年轻，学历很高，讲话喜欢用成语。 为他准备讲话稿，只要用的成语多就好通过。 可是，他却总把"千里迢迢"读作"千里召召"，把"成绩斐然"读作"成绩文然"……

他最喜欢用的成语是"饮鸩止渴"，曾在 N 次会议上大声疾呼："同志们哪，我们可不能饮'鸠'止渴啊！"让人想笑又不敢笑。 不过，我却没有再犯前两次的错误，这位领导也就一直饮"鸩"止渴，直到离任。

伺候了这么多任领导，如今我自己终于也混了个一官半职，时不时开开会、讲讲话。 为我写材料的是新分来的大学生小李。 小伙子办事机敏，文笔也好，很让人赏识。 不过，最近我对他态度有点改变。

上个月我主持一次会议，会后，小李找到我，很不客气地说："主任，您会上讲话念错了一个字，是'掣肘'而不是'制肘'！"

嗯？ 这小子，还知道不知道天高地厚！ 气得我把桌子一拍，吼道："年轻人要懂得谦虚，不要才认识几个字尾巴就翘到天上去！"

此后好长时间，见面后我都不愿意搭理他。

给球迷男友的绝情书

该死的枫：

当昨天晚上你把兜里仅剩的 20 元钱塞在我的包里，粗鲁的把我推进出租车里，你啪的一声关紧车门，然后你用很惊人的百米速度跑的无影无踪。 我知道你为了回去看你的那场破球赛，我坐在车里越想越气，越来越感到孤独，难道我的魅力还不如那个破足球，难道我给你的香吻还不如让那足球砸一下的感觉好吗？

我经过郑重的考虑，我决定和你分手！ 很正式的分手！ 我已经考虑 6 分钟 38 秒了，本着"为你好"的原则，遵循"分手快乐"的宗旨，牢牢的铭记训示"失恋的人是自由的，分手的人是快乐的"，现在特对彼此分手后的行为做一番严格约定。

1、因为你对本人知心知肺的了解，所以不许你出现在我经常走的路上，不许你在我身边方圆 500 米的地区出没，如果在我没有看到你的时候，允许你躲进路边的垃圾车以避开我的视线。 如果在没有自然灾害发生，没有人为不可抗拒的因素发生的情况下，你出现在我的面前，那么你需要买一盒"德芙"巧克力装作不小心的样子丢在我家门口。

2、在我们两家的中点处，有一处跟土豆地一般的运动场，那里见证了我无数次坐在场边，看你用那笨拙的身体踢球的悲惨历史。 因为我已经养成了去那里散步的习惯，请你改变自己的踢球习惯。 看人家正规比赛大部分都在夜晚举行，也请你白天不要在体育场出现，晚上你可以自由的带个手电筒去踢球，我不加干涉，甚至允许你唱那首"白天不懂夜的黑"。 但是如果你白天出现在运动场的话，一经发现，你忘在我家里的

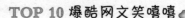

足球杂志，球星海报都会出现在我家狗狗的窝里。

3、坚决不允许你拿一朵快凋谢的月季，一脸可怜状地出现在我的面前。 很多次，你都用这拙劣的手段哄我开心，但是你以为我真的认不出来你从张大妈花盆里偷的月季花吗？ 如果再发生此类情况，我将去环保局揭发你以往的罪行，并且要求赔偿新鲜玫瑰99朵！

4、分手后三个月内，不允许你搂着你远方的小妹，在我的身边屡屡招摇过市，仿佛要昭告天下"我不是没有人爱的"；不允许你拉着陌生女孩的手，坐在我们经常去的那家麦当劳的靠窗的位置上；不允许你在我们相识的那家咖啡屋里，深情地问我："你过的还好吗？ 我无法忘记过去。"如果违反的话，你买单！

5、以前我们一起出去拍的照片因为我是上面的主角，所以所有权归我所有，请你在接到此信的24小时内，将照片连同底片送至我家楼下3号送奶箱，逾期不至将考虑强制执行。 另外你的尾号为"1520"的手机号含有"要我爱你"的歧义，会让大家产生你被人压迫的虚假事实，请迅速去更换成"5120"，否则你的手机将有生命危险！

6、由于你是个比较浪漫的人，所以坚决杜绝以下事件的发生。 分手后，许久不联系，我又有了新的意中人，而我们在教堂里接受神父祝福的时候，你气喘吁吁地出现在教堂门口，大喝一声："你们不能结婚。"然后你拿一玻璃戒指，深情地对我说："你嫁给我吧？"就像那些庸俗的电视剧一样，你拉着我的手往外跑，高跟鞋跑掉了，婚纱也脏了，最后狼狈地拥抱在一起。 想起这样的情节就恶心，如果有可能发生这样的事情，那么你要负全部责任，你需要担负起我后半生的花消。

此6条为基本条款，如有补充，会另行通知。 本条约经我反复考虑，符合法律要求，真实有效。 如有异议，纯属无理取闹，一律驳回起诉。

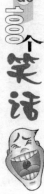

老婆的投诉

我其实是个非常优秀的男人，各方面都很出色，唯一的不足就是我的身材太矮了，这也没办法，天生的！ 具体矮到什么程度我无法形容，总之在3·15这天我老婆以质量问题把我告到了消费者协会。 3·15晚上我听到了消费者协会给我寄来的投诉录音带，我听完之后不禁潸然泪下。

3月15日上午9：00，我老婆将电话打进12315。

消协工作人员："小姐，您先别哭，有什么问题，请讲，我们会尽力解决的。"

我老婆（抽泣了一会儿）："同志，我投诉我丈夫，他在他的征婚启事上做虚假广告，并隐瞒主要事实，他说他的个头'过得去'，事实上当我见到他的时候，他也确实'过得去'，能从板凳底下过得去。我命苦呀，我成了新社会的潘金莲，嫁给了这样一个武大郎。"

消协工作人员："您可以不和他结婚啊！"

我老婆："唉！其实我当时没嫌弃那么多，主要是他征婚广告上其他内容写得太好了。第一：他说他各种体育运动都精通。也确实精通，每天晚上上床的时候用扁担'撑杆跳'才能上去，下床的时候做个'107B'都落不了地，上床后从枕头上迈过去的情景好像110米跨栏一样，和面的时候可以与面团练柔道。"

消协工作人员有几分尴尬地笑了起来。

我老婆："第二：他说他具有'西部牛仔'一样的气质和技术，这一点深深打动了我。可事实上，有一天早上，闹钟突然响了，我困得不得了，就让他把闹钟关掉，结果闹钟响了足足5分钟还没有停，我只好睁开眼睛，见他由于够不着床头柜上的闹钟，就用我的两只长统丝袜打了一个活结，学着'西部牛仔'套小牛的样子去套那只闹钟，气得我只好伸手把闹钟拿过来关掉了。"

消协工作人员笑得倒地不起。

我老婆："他还说危难之时可以为我献身，有一次过年，一个小孩扔了一个'小摔炮'，他在后面把我推了一个跟头，喊道：'快卧倒！'说着自己也趴在地上用大衣把头蒙住，结果'小摔炮'没把我怎么样，我的鼻梁被他推得摔歪了……"

录音听到这儿我听不下去了，我大哭不已，我满以为我会带给老婆幸福，但却由于身高的原因让她如此不快乐，我决定了，今天晚上离家出走，悄悄地离开她。

深夜，我从床上爬起，我要走了，其实我是很爱她的，我想再吻她一下，于是便摸黑爬到了她的脸边。我能感觉到她睡得很沉静，找到嘴以后，我开始了告别之吻！我已抑制不住泪水的滑落，我也感觉到她急促的呼吸，我从来没有这么动情的吻过她，足足持续了20分钟，我紧紧地抱着她，因为我真的不想离开她。我能感觉她的颤抖，此时我发觉其实我们的身材差距并不是很大，我们的心贴得是如此之近。

正在狂吻中，台灯突然亮了，老婆起身大喊："你在折腾什么？"我如同五雷轰顶："妈呀，原来我把我最深情的一吻献给了我家的小狗圆圆！"

取 钱

　　单位小唐去广州出差，钱用完了，就到银行取钱，为小唐服务的是一个40出头的女人。小唐隔着玻璃用刚训练了两星期的普通话亲切地喊："大姐，我取钱。"银行女工作人员立马脸色大变，身体像筛糠一般开始抖动。小唐想，喊声大姐就激动成这样，莫不是我太帅了吧？于是更加嚣张地喊："大姐，我取钱！"忽然感觉脑袋嗡的一声，小唐被银行保安一棍子打倒在地，昏了过去。

　　在医院，警察问刚醒过来的小唐："你为什么要抢银行？"小唐傻了："我抢什么银行？"那个银行的女同志指着病床上的小唐说："还狡辩，隔着玻璃就喊'打劫，我缺钱'，不是抢劫难道是存款啊？"直到现在小唐每天都要提醒我们："兄弟们，说好普通话，这样才安全！"

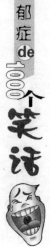

力挽狂澜的一句话

　　赵先生一早起来就头痛的要死……
　　因为他前一天晚上喝的烂醉回家！
　　他强迫自己把疲惫不堪的眼睛睁开。睁开眼后竟然看到床头上放了一杯水跟几颗头痛药，然后坐起身后又看到了他的衣服已经烫好、叠好在床边。因为一起床就看到这几样反常的事，所以他决定要起身看一看房子其它的地方有没有什么奇怪的事。

　　他把几颗头痛药吃了。吃的时候突然发现药下有一张纸条，纸条上写着："亲爱的，我出去买菜了，你的早餐我已经做好放在餐桌上，趁热吃吧！爱你喔！"

　　赵先生一头雾水的走进了厨房，然后就真的看到了热腾腾的早餐在桌上，还有当天的早报。他看着坐在餐桌吃早餐的儿子问："儿子啊，昨天到底发生了什么事？"

　　赵先生的儿子回答："嗯……你凌晨三点跌跌撞撞、大吼大叫地回了家，把几个家具给打坏踹坏，然后又很聪明地在走廊上撞了墙壁几下，送给自己一个黑眼圈！"

　　赵先生越来越不明白，又问了儿子："那为什么家里给打扫的那么干净，然后你妈又给我做了热腾腾的早餐呢？"

儿子恍然大悟地说："喔！ 你是在问那个喔……妈昨天看到你回家喝醉了，一肚子火的把你拉到房间里，然后想把你脏衣服换掉，结果在脱你裤子的时候你骂了她一句，'喂！ 小姐！ 你滚远一点！ 我已经结婚了'！"

礼尚往来

小李下班后，走到小张家附近，遇上一场大雨。 他奔进小张家想借把雨伞。 小张小俩口刚巧在吃饭，一见小李就热情地拉着他坐下，一定要他吃了晚饭去。 小李推辞不过，也就吃了。

第二天，小张对爱人说："今天下班后，我们一起上小李家。"

"去干什么？"

"古人曰：'来而不往非礼也。'昨天小李来吃过饭，如果我们今天不去吃，就显得我们不懂礼貌了。"

脚的权利

身体四肢，各有位置，这是天然不可强求的规定。 一天，耳目口鼻召开五官大会，发布宣言："我们位置最高，何等尊贵，那脚，位置最低，我们要约法三章，不能与他相处太密切，称兄道弟的。"大家都很赞成。脚听了，也不与他们计较。

过了几天，有人宴请，口非常想去一饱口福，但脚不肯走，口没有办法，只好让馋涎暂拖一下。 又过了几天，耳想听听鸟叫，眼想看看风景，而脚也不肯走，耳目也无可奈何。 大家便商量改变原来的决议。 但鼻不肯，说："脚虽然能制服你们，可我并不对他有什么要求，它能拿我真么办呢？"脚听了，便一直走到肮脏的厕所前，长久站着不动。 污臭的气味，扑鼻直入，令人恶心。 肠和胃大声埋怨到："他们在那里闹意见，却苦了我们！"

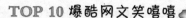

结婚礼物

一对新婚不久的年轻夫妻，收到了许多亲朋好友送给他们的结婚礼物，有的很贵重，有的很实用。 其中，有一个信封，里面只是装着两张电影票和一张小纸条，小纸条上面只写了 5 个小字：猜猜我是谁？ 这对夫妻想了很久，谁会送电影票给他们呢？

想了半天就是想不出来。 "算了吧！ 干脆不要想了，既然人家是一番好意，我们今天晚上就去看电影好了。"先生对太太说。

等看完电影，小两口回到家时，可真是大吃一惊，因为家里遭小偷光顾，把所有贵重值钱的东西都洗劫一空。

最后在饭桌上发现一张字条，上面写着：猜出我是谁了吧！

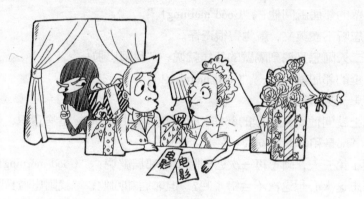

天气预报的玄机

丙： "听说你们天气预报节目每次都很'准'啊，有什么秘诀吗？"

丁： "那得看我们气象员晚上睡觉时盖的是被子还是毯子了。"

丙： "盖被子呢？"

丁： "说明晚上比较冷，第二天一定是晴天。 若盖毯子说明晚上热量散不出去，那第二天一定下雨降温。"

丙： "那雨量大小呢？"

丁： "这要看毯子的厚度了。"

丙： "降雨范围呢？"

丁："全身都盖，大范围降水，只盖部分那么局部地区降雨。"

丙："那被子毯子都盖呢？"

丁："下阵雨或太阳雨，看哪个在上。"

丙："那要是什么都不盖呢？"

丁："明天天气比较复杂，就说阴天或是其它天气。"

丙："真是个好方法。"

传　染

有一位台湾人叫"阿忠"（台语）和家人移民到美国。

一天早上阿忠在家门前扫地，突然看到隔壁的邻居就和他打招呼："我阿忠啦！"（台）

隔壁的邻居就回他："Good morning！"

阿忠听不懂英文，就觉得很奇怪。

第二天阿忠又遇到隔壁的邻居就说："我阿忠啦！"（台）

隔壁的邻居就回他："Good morning！"

阿忠又觉得很奇怪。

晚上就问他女儿隔壁的邻居和他说的 Good morning 是啥意思，他女儿回答："那是和你道早安啦！"

到了第三天，阿忠再一次遇到隔壁的邻居就说："Good morning！"

阿忠这次心想这次不会错了吧？ 但邻居却回他："我阿忠啦！"

阿忠当场愣住了⋯⋯

温馨的屁

小雨和阿水是同班同学。 小雨是学校里的校花，而阿水一向资质愚钝，虽说一直在偷偷地暗恋着小雨，但无论他如何积极表现自己，也始终不能引起小雨的注意。

一次学校组织春游，在拥挤的校车里，众男生争先恐后地挤在小雨的身边端水奉茶，阿水只恨自己没有多生几只手，以便多表现表现。

可能是零食吃得太多，小雨的肠道出现了问题，终于憋不住放了一个屁。 众人正愕然间，站在旁边的甲大声说："对不起，刚才是我放的屁！"

小雨马上感激地看了甲一眼。 阿水一时后悔不迭。

过了一会，小雨又放了一个屁，站在旁边的乙马上大声说："是我啦！ 对不起！"

小雨立即红着脸含羞地望了乙一眼。 阿水的心中刹时打翻了醋瓶子，恨自己太无用！ 就在这时，小雨突然放了一个超响的屁，阿水几乎在喊了："对不起！ 以后这位小姐的屁全都算我的！"

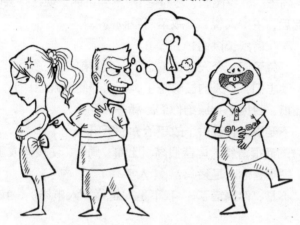

好冷哦

家电举办讲笑话大赛，规定每个电器都要讲一个笑话，而且要让现场的每一位观众都哈哈大笑，否则要被送去废品加工厂。

首先上场的是洗衣机，他笑话一讲完，全场哈哈大笑，突然听到电饭锅说："好冷哦。"所以洗衣机就被抓去废品加工厂了。

接下来上场的是最聪明的电脑，他的笑话一讲完，所有的家电全部笑翻了，又听到电饭锅说："好冷哦。"所以，电脑也被抓去废品加工厂了。

第三位是最幽默的台灯，台灯很有自信的讲完笑话，大家全部笑到在地上打滚，电饭锅又说："好冷哦。"

正当台灯要被抓去废品加工厂时，电饭锅很生气的站起来，转过头对坐在他后面的冰箱说："我受够了，你笑就笑，嘴巴不要张那么大，好冷哦！"

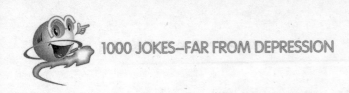

发音的偏差

话说有一个口音很重的县长到村里作报告：

"兔子们，虾米们，猪尾巴！ 不要酱瓜，咸菜太贵啦！"

（翻译：同志们，乡民们，注意吧！ 不要讲话，现在开会啦！！）

县长讲完后，主持人说："咸菜请香肠酱瓜！"

（翻译：现在请乡长讲话！）

乡长说："兔子们，今天的饭狗吃了，大家都是大王八！"

（翻译：同志们，今天的饭够吃了，大家都使大碗吧！）

"不要酱瓜，我捡个狗屎给你们舔舔……"

（翻译：不要讲话，我讲个故事给你们听听……）

有个地方的话很奇特，尾音很高，比如"局"，便发音成了"猪"。

宣传部："喂，你人是猪吗？ （人事局）"

对方："不是，你搞错了。 我不是人是猪（人事局），我娘是猪（粮食局）。"

记者拼命忍住笑，肚子都疼了。

第二天参加一个县政府的汇报会。 会前点名。

主持人："哪些单位到了？"于是参会者一个个地自报家门：

"我是公阉猪（公安局）。"

"我叫肉猪（教育局）。"

"我有点猪（邮电局）。"

"我是典型猪（电信局）。"

手势惹的祸

早上上班，差不多每天都在单位门口的煎饼摊上买煎饼当早点。 时间一长，就和摊主熟了，配合也相当默契——我举起手伸出一个手指，摊主就会马上动手，做好一套煎饼等我放好自行车后过来拿。 有时胃口大开，一套不够吃，伸两个手指就行了。

昨天起得早，我在家里吃了早点再来上班。 路过煎饼摊儿时，就扬手和摊主打了个招呼。 放好自行车后，径直进了办公室。

没想到刚坐下不久，煎饼摊摊主就气喘吁吁地跑进来，手里拎着一个大兜儿。我问怎么了？他说："你刚才伸了五个手指，我就做了五套煎饼，等你你不来，只好给你送来了，趁热吃吧……"

韩国人

从前有个韩国人到台湾来学习中文。

十几年以后，他不但会说中文，还会说台语和客家话，而且一点腔调都没有。

"这下没有人知道我是南韩人了吧……"他心想。

有一天他到高雄一个小鱼港去旅行，看到了一个捕虱目鱼的阿伯。于是他心血来潮，向这位阿伯仔以台语打招呼并问说："阿伯仔！你干知道我哪里人？"

阿伯仔答："听你的口音听不太出来……"

这个南韩人心中暗爽："想不到我的台语已经进步到如此地步了……"

这时阿伯仔突然说："如果你有办法用台语把我抓到的虱目鱼数完，我就有办法知道你是哪里人。"

于是这个南韩人就开始以相当正确及很台湾的发音开始数："一，二，三，四，五……五十……七十八……一百二……"

经过了一个多小时，他回答："九千七百八十七尾虱目鱼！阿伯仔，我看你绝猜不到我是哪里人！"

阿伯仔笑着说："知道啦！！你一定是南韩人啦！"

南韩人还是以非常流利的台语惊讶的问着老阿伯仔："你……你……为什么知道呢？"

"这很简单，台湾人没这么笨的啦！"

上网奇遇

某君，经常在 BBS 上游荡。

一日，此君刚进站就把自己的昵称改得颇为 girl 化。

过了一会儿，屏幕上方弹出了某位网友的问候语，并附加一问题：

303

Are you a girl?

此君回答：No，I am not.

但是网友还是不断发讯息来打断他的进程，而且多是问一些年龄爱好类的问题。

此君终于忍无可忍，问网友道：我已经说过，我不是女的，为什么还要这样？

网友答曰：女孩都是这样回答的。

超级电脑

某一次电脑展，某个厂商展示出一台电脑，号称是超级电脑。

有个小姐对这台所谓的超级电脑很有兴趣，于是就问工作人员说这台电脑如何超级？

工作人员于是告诉她："小姐，如果你输入您的基本资料在这台电脑，他将告诉你所有你想要知道的事。"

这位小姐兴趣高昂的输入了基本资料，然后劈头就问："超级电脑，我爸爸在哪里？"

超级电脑于是说："在海边钓鱼。"

小姐大笑："你在开玩笑啊！ 我老爸已经死了20年了耶！"

众人于是开始议论纷纷了，工作人员赶紧打圆场说："小姐，你要不要换个方式问问看？"

于是小姐想想后便问道："超级电脑，我妈妈的丈夫在哪？"

超级电脑回答说："小姐，你妈妈的丈夫已经死了20年了，但是你爸爸在海边钓鱼⋯⋯"

酒　瘾

某军用机场有两个爱喝酒的维修工。 一天，两人值夜班的时候酒瘾发作，可是身边没有带酒，附近又没有商店。

"我听说喷气式飞机的燃料和白酒一样，我们喝点儿吧。"一人建议道。

于是，两个人从喷气式飞机油箱取出燃料，喝了个酩酊大醉。

第二天，其中一人醒来，惊奇地发现跟往常喝酒不一样，他既没有头痛的感觉，又没有恶心的症状。 这时，电话铃响起，他拿起电话。

"喂！ 你没事儿吧！" 是另一个维修工的声音。

"没事儿，别说，喷气式飞机燃料还真不错，我头也不疼，也不恶心。 "

"我也是，不过……" "不过什么？ "

"你起来后放过屁吗？ "

"没有。 "

"那你小心点儿，我现在在海南岛。 "

今年冬天将很冷

印第安人问他们的首领，今年冬天会很冷吗？ 首领不能确定，只能告诉族人，今年冬天可能会比较冷。 于是族人们都去准备过冬的柴火。

为了进一步加以确定，首领专程跑到城里，给国家气象局打电话，问他们今年冬天会很冷吗？ 气象官员告诉他，是的，今年冬天将很冷。 于是首领回到部落召集大家告诉他们今年冬天会很冷，让大家要准备充足的过冬柴火。 一个礼拜后，首领不太放心，又进城打电话问天气，得到的回答是，今年冬天肯定会很冷。 于是首领回到部落让大家要去收集更多的柴火。

又一个礼拜后，首领再次去打电话加以确认，电话里告诉他，今年冬天将非常非常的寒冷。 首领马上赶回部落，号召大家，竭尽全力，采集一切可采集的柴火，以对付大寒冬。

最后，首领又来到城里，给国家气象局打电话，气象官很明确地告诉他："是的，今年冬天将会异常的寒冷，我们有充足的理由这么说，因为我们作了充分的调查研究，发现印地安人正在疯狂地采集柴火……"

百万富翁

百万富翁开着豪华的加长"林肯"轿车经过一个村落时，看见路旁有两个乞丐正在拔草吃，百万富翁随即停下车。

"你们为什么吃草？ "

"我们实在是没有钱……"一个乞丐答道。

"真是的，上车吧，到我家去。"

"我家里还有老婆和两个孩子……"一个乞丐嘟囔道。

"把他们叫来！"富翁指了指另一个乞丐。 "还有你，把你的家属也叫来。"

"我家人口可多，除了老婆外，还有五个孩子。"另一个乞丐说道。

"没关系，都叫来，快去！"就这样，两个乞丐和他们的家属都上了车，好在是加长车。 行使途中，一个乞丐的老婆感激地说道："老板，您人真好，连我们这样的贫穷的人您都能请到家。"

百万富翁答道："没什么，我刚刚从国外回来，家宅一直没人照看，院子里的草坪可能有一米多高了，你们可以吃个够！"

金色酒吧

一名男子喝得醉醺醺地回家，他喝了 12 罐啤酒的肚子就像海浪中的船，东晃西晃地晃到家门口，刚好被老婆逮到，相当不悦的她，猜想老公一定又和那个野女人鬼混了。

"你整个晚上死到那儿去了？"她质问道。

"在新开的那家很棒的酒吧。"他说，"金色酒吧，那里的一切都是金色的。"

"放屁！ 哪有这种地方！"

"当然有！ 金色的门，金色的地板，连尿壶都是金的！"

老婆当然不相信他的鬼话，第二天拿了电话本，找叫"金色酒吧"的地方。 她打电话到那里查证老公的故事。

"这里是金色酒吧吗？"她问道。

"是的，这里是金色酒吧。"接电话的酒保回答。

"你们门是金色的吗？"

"没错。"

"你们有金色的地板？"

"当然！"

"还有金色的尿壶？"

电话那边停顿了好一会儿，然后女人听到酒保大吼："嘿，伯爵！ 我可逮到那个在你萨克斯里尿尿的家伙了！"

不过如此

两个人去看电脑展览，他们对展出的一台 IQ 测试器发生了兴趣。

甲和乙来到了机器前，见到有人把头放入机器中然后机器就显示他的 IQ = 179.9。 甲看得非常讶异，决定玩玩看，于是将自己的头伸了进去，不久萤幕显示就显示出来——"IQ = 0.3"。

乙看了哈哈大笑，自己把头放入机器试了试。 经过很久，萤幕竟然显示：请勿拿石头开玩笑！ 两人没有说话，回去后闭关苦读。

一年以后，他们又来到电脑展览的 IQ 测试器前。

甲先把头放入机器，机器一下子就显示出：你的 IQ 为 3.0

乙看了相当不服，他把自己的头也伸了进去。 过了很久机器显示：这颗石头好面熟！

樱桃与西瓜

两个男人乘坐热汽球经过非洲大沙漠时，汽球忽然跌落，两人安全从汽球跳出，在大沙漠步行两天后才遇到绿洲。

两人连忙奔跑到绿洲旁的水源，水源旁有一个牌子，牌上写了一段文字："警告：饮水者处死！ 酋长字。"

两人已渴了两天，也不管三七二十一倒头喝水，这时一班土人忽然出

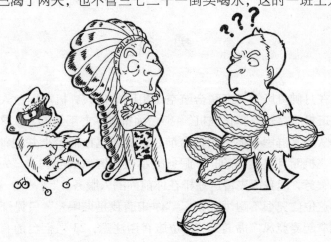

现，把两人绑在一起带回部落见酋长。 酋长问两人："平时我早下令把你们煮了吃，但今天是我的生日，如果哪位能带一百个水果回来就考虑饶了哪位。"

两人乖乖听话被分头带去找水果。

第一人带回一百个野樱桃，酋长命令他把一百个野樱桃一个一个塞进他自己的屁股而不准笑，就饶了他。 这人听话乖乖地把野樱桃一个一个塞进他自己的屁股，塞了五十个他没笑一下，塞了九十个他还没笑一下。 到了塞下第九十九个樱桃后他忽然倒在地上开怀大笑，笑到连眼泪都流出来。

酋长很惊奇问道："你还剩下一个樱桃就可免一死，为何还笑出来？"

那人笑答："哈哈……哈……看，我的朋友……哈……他带回来一百个大西瓜……哈哈……"

没有空位

一个醉汉打电话去报社，气势汹汹地质问为什么没有发表他亲戚的新闻，并且纠缠不休。

于是，一位善于处理难题的编辑耐心地请他打开当天报纸，然后问："你看报纸里还有空白位置发表你亲戚的新闻吗？"

"没有。"醉汉回答说。

"那就是为什么没有发表的原因。"

勇 气

某日在丹佛机场的一班联合航空班机因故停飞，机场柜台人员必须协助大批该班机旅客转搭其它飞机。 柜台前排满了办手续的人，这时有一位老兄从排队的人群里一路挤到柜台前，将机票甩在柜台上并说："我一定得上这班飞机而且是头等舱！"服务的小姐很客气的回答："先生，我很乐意替您服务，但我得先替这些排在你前面的人服务。"

此时这位仁兄很不耐烦的说："你知道我是谁吗？"只见那位柜台小姐从容地拿起麦克风广播道："各位旅客请注意，23 号柜台前有一位先生不知道自己是谁，如果有哪位旅客能帮他辨识身份的话，烦请到联合航空23 号柜台，谢谢！"

此时排在后面的旅客都忍不住笑了出来。

这位仁兄把脸一摆，瞪着那位小姐，并说："Fuck you！"

只见那位柜台小姐露出和气的微笑回答说："那您也得先排队才行！"

神奇的猪

有一天，一个男人走进一家酒吧，后面跟着一只猪……

这只猪的四只脚都没了，换成四根木棍当作假肢……

店里的酒保就问这个男人："你的猪真奇怪，它为什么没有脚？"

男人答道："我这只猪可是很厉害的，想当初我们家还很穷，住在草屋里，结果这只猪在后院嗅东嗅西时，发现了石油，让我发了财，盖了洋房，又盖了游泳池。"

酒保惊讶得说不出话来，过了一会又问道："对了，那他的脚是怎么回事？"

男人说道："你知道，我这只猪可是很厉害的。 有一天，我 5 岁的小孩独自一人在游泳池里溺水了，结果它跳进游泳池把我儿子叼了出来，还帮他作口对口人工呼吸！"

酒保更惊讶了，又问："那他的脚怎么会？ ……"

男人开始有点不耐烦："我说过了，这是一只很厉害的猪。 有一天半夜我家失火，它摇醒全部的家人，并独自把火扑灭！"

酒保："先生！ 我是问你你的猪为什么没有脚……"

男人一脸不悦地回答："如果你有一只这么厉害的猪……你会一次把它吃完吗？"

翻 到 死

有一户潘姓人家，长辈过世。

家祭时，请来了一位乡音很重的老先生来当司仪。

讣闻是这么写的：

孝　男：潘根科

孝　媳：池氏

孝孙女：潘良慈

孝　孙：潘道时

但这位老先生老眼昏花又发音不标准。

当他照着讣闻唱名时，凡是字面上有三点水的或左边部首都漏掉没看到。

于是就给他念成这样子："孝男，翻……跟……斗……"

孝男一听，直觉得很奇怪，但又不敢问，于是就翻了一个跟斗。

接着又说："孝媳，也……是……"

孝媳一听："我也要翻啊？"于是孝媳也翻了一个跟斗。

再来："孝孙女，翻两次。"

孝孙女一听，想想爸妈都翻了，我也翻吧！ 于是就翻了两个跟斗。

此时孝孙心想："老爸、老妈都各翻一次，姐姐也翻两次，那么我要翻几次？"心里想着想着就开始紧张了："怎么办？"

只见老先生扯开喉咙，大声念出：

"孝孙……翻……到……死……"

我叫花生

动物园的警卫在猴山附近抓住三个捣乱的顽童，将他们带到园长办公室。

园长是个很喜欢小孩子的老头儿。

他问那个看起来最大的小孩："你叫什么名字？"

"我叫张小明。"小孩说。

"你做了什么坏事呢？"

"刚才我想把花生扔到猴山上。"

"哦，这也不是什么大不了的事，"园长慈祥地摸摸张小明的头，"回家去吧，记住以后别这么干了。"这时候警卫插话说，"不，应该通知他的家长，因为……"

园长打断他的话："我说不用就不用，你小时候就没有做过一件淘气的事情吗？"

警卫只好气鼓鼓地不说话。 张小明走了，园长又问第二个较大的小孩："你呢？"

"我叫王小强，我跟小明一样，也是想把花生扔到猴山上。"

"你们不应该随便喂东西给动物吃，知道吗？"园长笑眯眯地说，"回家去吧。"

于是王小强也走了。

这时候园长看着第三个、也是最小的一个孩子，发现他还是像刚进来的时候那样，吓得直发抖。

园长很奇怪："你叫什么名字？怎么怕成这样？"

"我……我叫花生。"那小孩战战兢兢地说。

缝补高手

某地正在举行缝补有奖大赛，主持人在一件衣服上开了三个洞，他宣布：谁要是能在 3 分钟内把这 3 个洞补好，就能获得 1 万元的奖金，很多家庭主妇都上来一试身手，不过谁也没有获得成功。

就在主持人和观众都感到有些失望的时候，一个头发凌乱、脸色苍白、戴着眼镜、穿着 T 恤的男人走了上来。他一声不响地拿起针线，动作利落而熟练，很快就把 3 个破洞补好了，时间还不到两分半钟。主持人万分惊奇，他没有想到一个大男人居然对缝缝补补这种琐碎的活如此在行，而之前这么多有经验的家庭主妇还做不到哩！

当主持人把 1 万元的奖金颁发给这个男人时，他问这个男人："太了不起了，您刚才补得这么快，真是了不起，您对缝补如此在行。听说服装厂里有许多专门负责为有缺陷的新衣服缝补修饰的制衣师傅，您一定是啦？"

那个男人彬彬有礼地回答说："您只说对了一半，我是在公司里负责新产品缝补修饰工作的，不过我不是服装厂里的制衣师傅，我是微软公司的程序员。"

窗帘上的洞

我这人睡觉有个毛病，就是夜里醒了爱看表，所以枕头边总是放个小手电。

去年"十一"，我突发灵感：我家住在二楼，邻着路边，窗户外正好

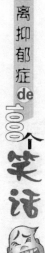

远离抑郁症 de 1000 个笑话

有个路灯，何不在窗帘上挖个洞，借路灯的光看挂墙上的表呢？ 我把这个创意告诉老婆，当即被她否决："什么破主意，亏你想得出来！"

但我心痒难忍，后来只要有机会，我就大谈在窗帘上挖洞的好处：第一可以不用手电，省了电池钱；第二在被窝里抬抬眼皮就可以看到表，省力；第三窗帘晚上才拉，白天收拢在一起，有洞也看不到，不影响美观。

一大堆歪理轮番轰炸，再加上每晚只要我想看表，就大张旗鼓、翻来翻去地找手电，成心把老婆吵醒。 一个月下来，备受煎熬的老婆终于同意了。 其实挖的这个洞也不大，也就一根粉笔粗细。

过了一阵子，老婆说她夜里起来上洗手间，黑咕隆咚的找不到拖鞋，建议在窗帘上找个合适的角度挖个洞，让路灯的光照在她的拖鞋上。 我能说什么呢，只好依了她。

没多久，儿子也闹着要在窗帘上挖个洞，因为他关灯后玩一会儿玩具才能睡，他要一束光照在他的玩具上。 于是窗帘上开了第三个洞。

今年元旦，小侄女到我家来住，得知我们的习惯后，她也吵着要在窗帘上挖一个洞，理由是她的仙人球要进行"光合作用"……

昨天，一个老同学前来拜访，觉得我家窗帘的料子很别致，就把它拉了出来。 他看看窗帘上到处的小洞，再透过窗户瞅瞅路对面的派出所，若有所思地说："看来，跟有枪的单位当邻居，还真是危险呀！"

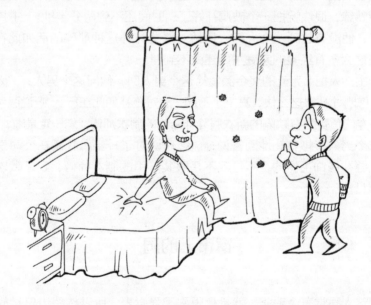

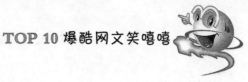

让警察崩溃的司机

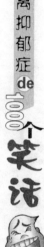

一名警察要一位超速行驶的男士把车停在路边，之后开始了下面的问话调查：

警察："我能看一下你的驾驶执照吗？"

司机："我没有驾照，因为第五次酒后开车，我的驾照被吊销了。"

警察："我可以看看你车子的牌照吗？"

司机："这不是我的车，是我偷人家的。"

警察："车是偷的？"

司机："对。但是让我想一想……我想起来了，车主的牌照……噢，放在仪表盘上的小柜子里面了。当我把我的手枪放进小柜子里时，我看见过车牌照。"

警察："仪表盘上的小柜子里有一把手枪？"

司机："是的，先生。我杀了这部车的女主人，把她放进车后边的行李箱里，然后，把我的枪放进了那个小柜子里。"

警察："你是说后备箱里有一具女尸？"

司机："是的，先生。"

听到这里，警察大惊，立刻向警察局呼叫求援。很快，这部汽车被一群警察包围了。一名警官走向司机，去处理这一紧急情况。

警官："先生，我能看一下你的驾照吗？"

司机："当然可以，给。"

警官："车是谁的？"

司机："我的，警官先生。这是我的牌照。"

警官："你能打开仪表盘上的小柜子让我看看里面的手枪吗？"

司机："我可以打开小柜子，长官。但是，里面没有什么手枪。"

小柜子打开了，里面果然没有手枪。

警官："我被告知你车尾的行李箱里藏着一具尸体。你不介意打开它吧？"

司机："没问题。"

行李箱打开了，没有发现尸体。

警官："我不明白这是怎么回事。那名让你停车的警察说，你没有驾照，车是偷的，小柜子里有一把手枪，后备箱里装着一具尸体，难道是我们这位警察谎报吗？"

司机："那当然！他还谎报我超速行驶了呢！"

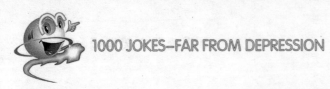
弯弯绕

老总对秘书说："这几天我带你去北京走走，你准备下。"

秘书打电话给老公："这几天我要和老总去北京开会，你自己照顾自己。"

老公给情人打电话："我老婆这几天要去北京出差，我们也出来玩吧！"

情人给辅导功课的小男孩打电话："这几天不用上课，我有事情。"

小男孩给爷爷打电话："爷爷，这几天老师有事，不用上课，你陪我玩吧！"

爷爷给秘书打电话："我这几天要陪孙子玩，不能去北京了。"

秘书给老公打电话："这几天老总有急事，我们不去北京开会了。"

老公给情人打电话："这几天不能出来玩，我老婆不去北京了。"

情人给辅导功课的小男孩电话："这几天继续正常上课。"

小男孩给爷爷电话："爷爷，这几天还是要上课，我不能陪你玩了。"

爷爷给秘书电话："这几天我还是带你去北京走走的，你准备下。"

有色人种

某天，有个黑人去咖啡馆，到那里后，才发现只有他一个人是黑人。他也没有在意，便在一个白人后面的座位上坐了下来。

谁知道那个白人马上以蔑视眼神看着他大声说到："这里不允许有色人种进来……"

黑人听到后，很生气地站起来对白人说："我一出生，就是黑色皮肤，长大后，也是黑色，生病的时候是黑色，被太阳暴晒后仍是黑色，当被冻僵的时候，也还是黑色，我死去的时候更是黑色皮肤。而你呢？白人先生？……你出生的时候，肤色是粉红色的，当你长大后却成了白色，你生病的时候，会呈绿色，被太阳暴晒后就成红色了，被冻僵的时候，会逐渐变成蓝色，而死的时候则又成了紫色。你有什么权力说我是有色人种？"

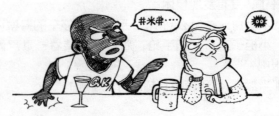